베스티 다혜와 함께 하는

걸 그룹 요가

베스티 다혜와 함께 하는

걸 그룹 요가

—

초판 인쇄 2015년 6월 15일
초판 발행 2015년 6월 20일

—

지은이 송다혜 · 여동구
펴낸이 진수진
펴낸곳 레몬톡
디자인 심지섭

—

주소 경기도 고양시 일산동구 중산동 1682번지
출판등록 2013년 5월 30일 제2013-000078호
전화 070-5015-3931
팩스 070-8230-5332
홈페이지 www.haeminbooks.com

—

ISBN 979-11-5732-109-4

—

정가 15,000원

—

베스티 다혜와 함께 하는

걸 그룹 요가

레몬톡

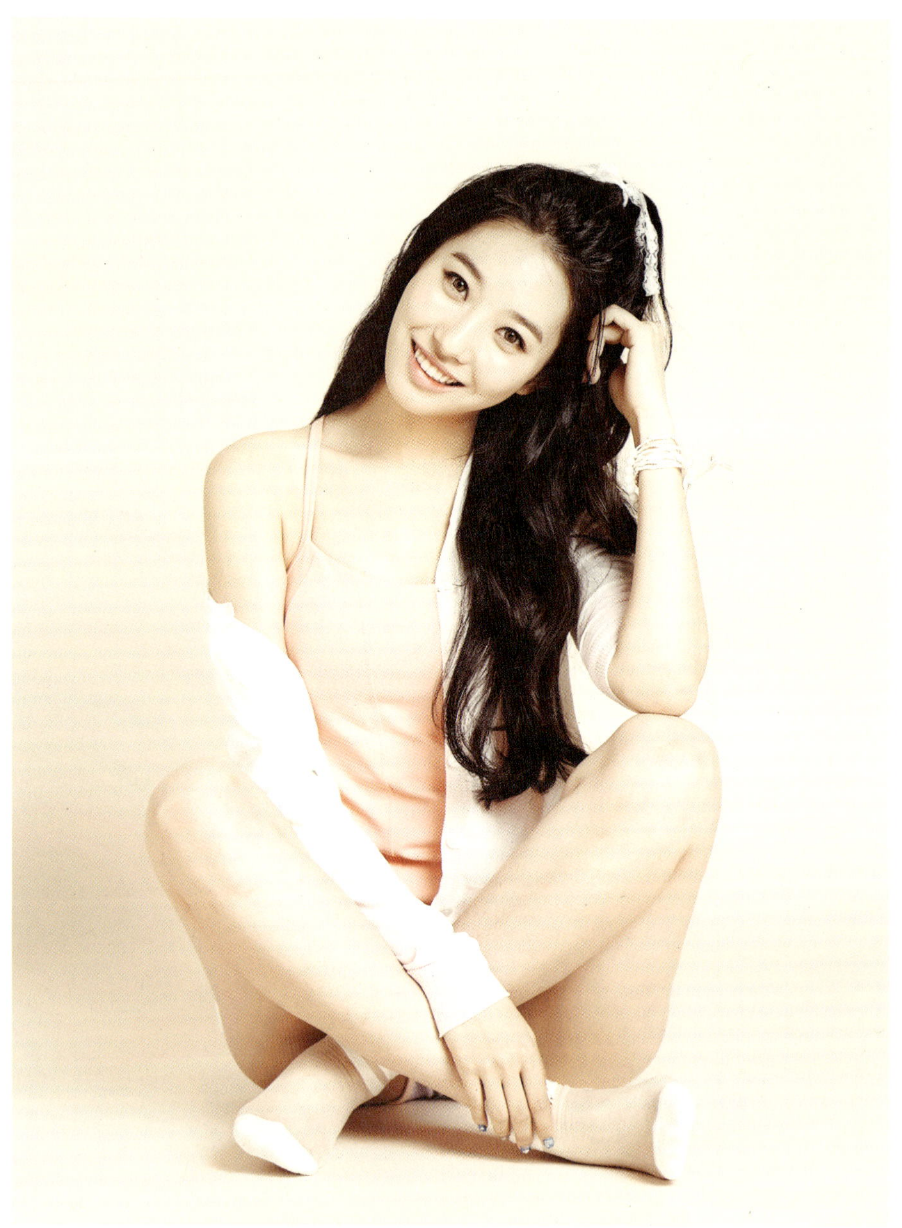

Introduction ;
Dahye's
Letter

안녕하세요.
베스티 다혜입니다.
요가를 시작한 게 엊그제 같은데 지도자 자격증을 따고 이렇게
책까지 내다니 정말 기뻐요. 사실 요가는 몸매 관리를 위한 운
동으로 관심을 갖고 시작했어요. 아무래도 걸 그룹이다 보니
몸매를 가꾸는 데 많은 시간을 투자하게 되고, 더 좋은 운동을
알아보기 위해 이것저것 찾아보다가 요가를 만났죠. 그런데 요
가를 배우면서 몸매 관리뿐만 아니라 더 많은 것을 얻었답니
다. 몸과 마음이 맑아지고 몸의 밸런스도 좋아져서 건강까지
챙겼지요. 하면 할수록 점점 빠져드는 요가! 이런 요가의 장점
들을 좀 더 많은 이들에게 전하고 싶었는데, 이번 기회를 통해
책으로나마 요가를 알릴 수 있어 정말 영광이고 뿌듯하답니다.
초보자도 쉽게 따라 할 만한 동작으로 구성했으니, 저 다혜와
함께 걸 그룹 몸매를 만들어 보시겠어요?

베스티 다혜와 함께 하는 걸 그룹 요가
다혜

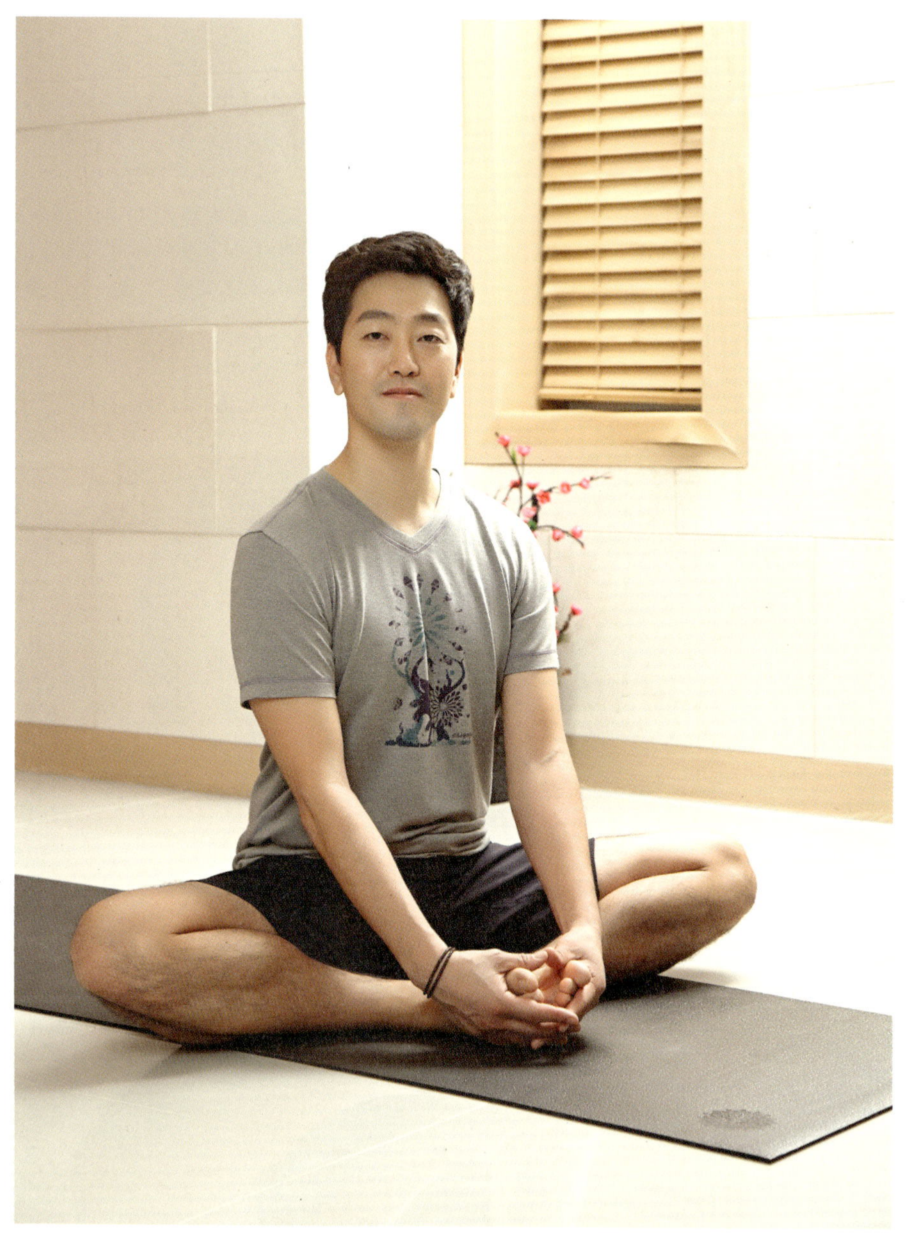

Yeo Dong Goo's Letter

나마스테!

먼저 다혜와 함께 요가에 관한 책을 내어 무척 기쁘다는 인사를 전하고 싶네요. 이번 기회를 통해 요가란 무엇인지 다시 생각해 볼 수 있었습니다. 떠올려 보니 요가는 곧 저의 삶이고 스승이더군요. 요가를 하면서 좋은 이들을 만났으니 그 자체로 큰 행운이고 감사한 일입니다. 요가를 시작할 땐 누군가를 가르치기보다 그저 건강한 몸을 만드는 데 집중했습니다. 하지만 시간이 흐르면서 몸과 마음뿐 아니라 삶에 대한 자세도 긍정적이고 유쾌하게 바뀌어 나갔습니다. 이 즐거운 경험들을 함께 나누고 싶은 마음에 사람들에게 요가를 전하고 책을 쓰기에 이르렀지요.

다혜가 운동 삼아 요가를 시작할 때도 그녀가 지도자 자격증을 취득하거나 요가 책을 쓸 거라고는 생각하지 않았습니다. 진지하게 요가를 배우는 모습이 좋았고 노래나 안무를 연습하느라 지친 와중에도 짬을 내어 수련하는 모습이 참 고맙기까지 했습니다. 많이 힘들지 않으냐고 물으면 요가 수련을 하면 마음도 편안해지고 몸의 피로도 풀려서 오히려 도움이 된다는 씩씩한 대답을 들려주기기도 했습니다. 결국 그녀의 끈기와 노력이 지도자 자격증을 따는 데까지 이어졌고 책으로도 선을 보이게 되었네요.

그동안 요가 지도자 위주의 책을 썼다면 다혜와 함께 준비한 이번 책은 일반인도 좀 더 쉽고 친근하게 요가를 접할 수 있도록 준비했습니다. 사실 다혜는 책을 출간하는 일에 기뻐하면서도 자신 때문에 요가가 너무 쉽게 비춰지지 않을까 하는 우려에 어깨가 무겁다고 말하기도 했습니다. 하지만 저는 이번 시도가 많은 이들이 요가를 배우는 계기가 된다면 그것만으로도 의미 있는 일이라고 다독였답니다. 앞으로 함께 할 시간이 더 많은 만큼 조금 부족한 부분이 있더라도 너그럽게 이해해 주시기 바랍니다.

베스티 다혜와 함께 하는 걸 그룹 요가
여동구

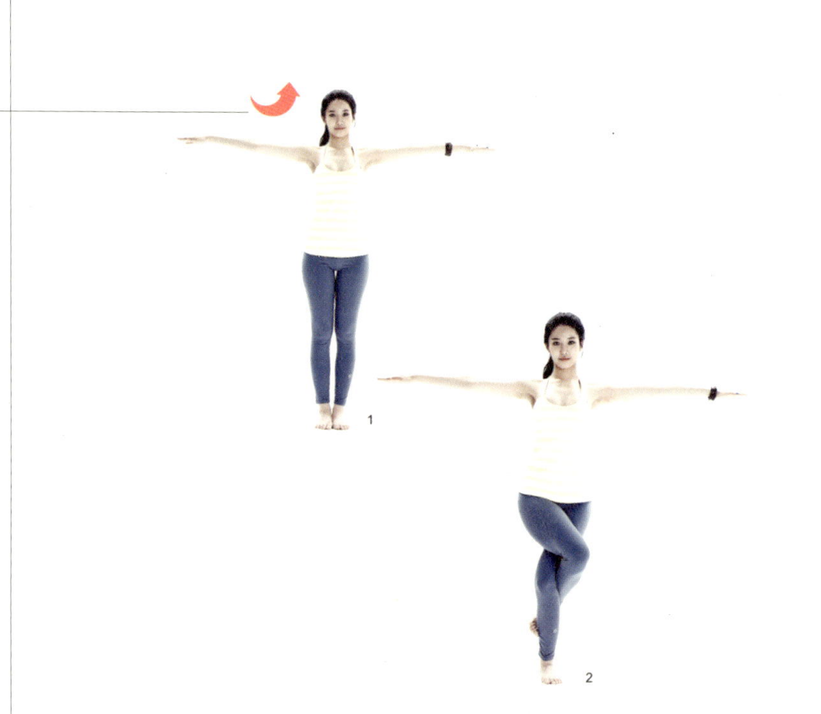

1
2
62

하나의 자세가 끝나고 다음 자세로 연결하기 전에 모든 동작이 끝나고 천천히 내쉬는 숨입니다.

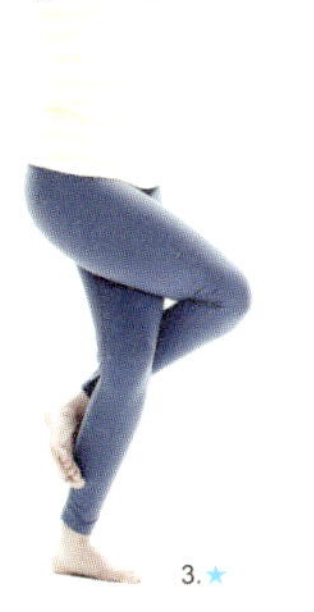

3. 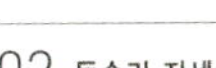

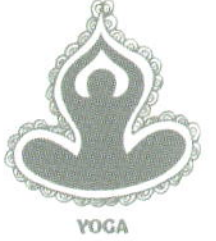
YOGA

02 독수리 자세

1. 양팔을 어깨 높이로 길게 펴고 섭니다.
2. 숨을 들이 마시며 왼쪽 무릎을 살짝 굽히며 오른쪽 다리를 왼쪽 다리에 두 번 감아 줍니다.
3. 숨을 내쉬며 오른팔을 왼팔 위로 두 번 감아 손을 모아 줍니다. 골반을 세워 아랫배에 힘을 주면서 자세를 30~60초 유지합니다. 반대쪽도 반복합니다.

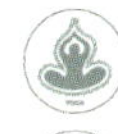 마음을 가라앉히고 집중력을 기르는 자세입니다. 손과 다리를 트위스트 한 채 골반의 수평을 유지해야 해서 균형 감각도 생기죠. 하체의 혈액순환이 원활해지면서 엉덩이 라인도 예뻐진답니다.

 골반이 한쪽으로 돌아가지 않게 중심점을 찾아주세요.

동구샘의 요가 팁

다혜를 요가의 세계로 이끈 여동구 원장님의 요가 팁입니다. 각 동작이 몸에 미치는 효과를 친절하고 상세하게 알려 주셨답니다.

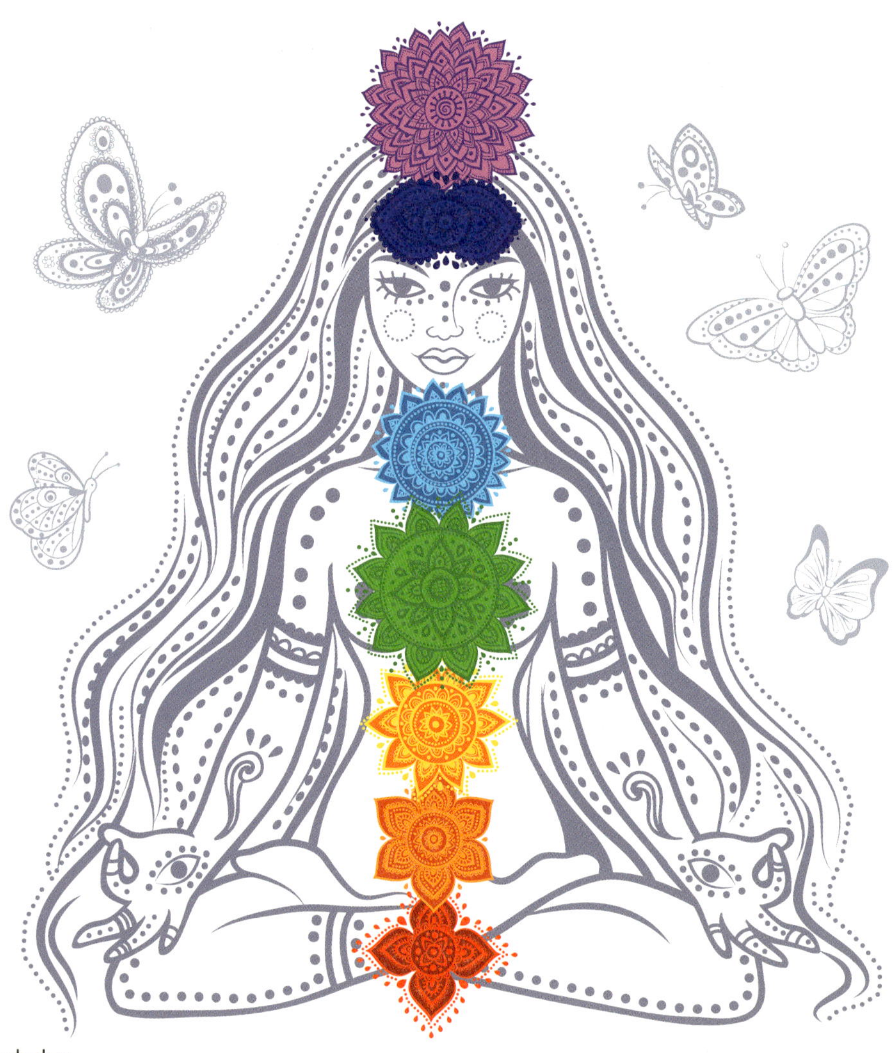

chakra

Yoga 요가	요가라는 말은 'yuj(결합하다)'에서 시작해서 'yoga'가 되었으며 산스크리트어로 '말을 마차에 묶다'라는 의미입니다. 몸과 마음의 결합, 진리와의 결합을 의미하죠. 즉 요가란 몸과 마음을 다스림으로써 속박에서 벗어나 진리에 다가가는 수행법이랍니다.
Namastte 나마스테	두 손을 합장하고 고개를 숙이는 인도의 인사법입니다. '지금 당신의 모습그대로를 존중합니다'라는 의미를 담고 있습니다.
Asana 아사나	'앉다'라는 의미로 기본적으로 요가의 동작이나 자세를 이릅니다. 하지만 단순한 동작이 아니라 호흡을 하면서 천천히 몸을 움직이고 이를 행하는 동안 몸에서 일어나는 감각에 집중하는 것까지 함께 아우르는 말입니다.
OM 옴	태초의 신에게서 나온 첫 소리로 'A-U-M(아 오 음)' 세 글자로 이루어졌습니다. '절대 진리' '참된 나'를 상징하는데, 이에 이르는 수행법이 바로 요가랍니다. 힌두교에서는 의식 전후에 이 음절을 사용합니다.
Chakra 차크라	산스크리트어로 수레 '바퀴'라는 의미입니다. 요가의 차크라는 우리 몸의 에너지와 생명력이 모인 곳, 우리 몸의 7개 에너지 센터를 가리키는데, 이 7개의 에너지가 균형을 이룰 때 몸의 안정과 평화가 깃든다고 합니다. 몸의 가장 아랫부분에 위치한 것이 '물라다라(Muladhara) 차크라, 하복부가 스와디스타나(Swadhisthana) 차크라, 배꼽 주변이 마니푸라(Manipura) 차크라, 가슴의 중심은 아나하타(Anahata) 차크라, 목 부분은 비슈다(Vishudda) 차크라, 눈과 미간 사이는 아즈나(Ajna) 차크라, 정수리 부분은 사하스라라(Sahasrara) 차크라라고 합니다.
Pranayama 프라나야마	'에너지(Prana)를 장악하다'라는 의미인데, '에너지'란 호흡 혹은 우리 몸을 순환하는 생명력을 이릅니다. 요가의 프라나야마는 규칙적인 호흡법 입니다.
Mudra 무드라	호흡을 하거나 명상을 하거나 요가를 할 때 몸에 흐르는 기를 잘 느낄 수 있도록 도와주는 손의 위치, 모양을 이릅니다.
Guru 구루	스승을 가리키는 말입니다. '존경해야 할 사람'이라는 의미로 정신적 지도자라는 뜻 외에 어떤 분야의 전문가를 이르기도 합니다.
Shanti 샨티	마음의 '평화, 평안'이라는 뜻입니다. 인도에선 흔히 '샨티 샨티'라는 말을 붙이며 평화를 비는 주문을 하고 싸움을 중재하기도 한답니다.

Contents

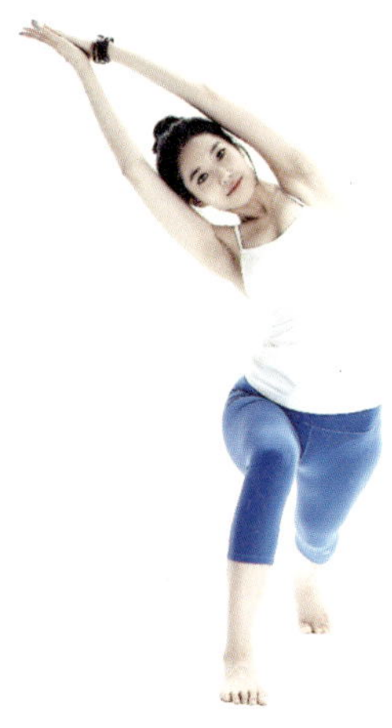

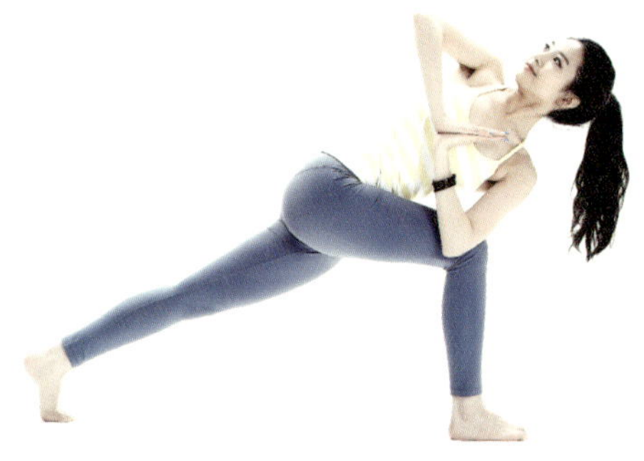

Chapter 1

진짜 진짜 소녀들을 위한 요가

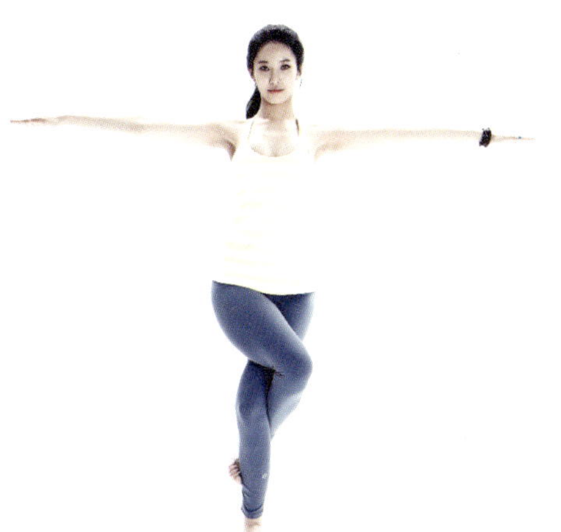

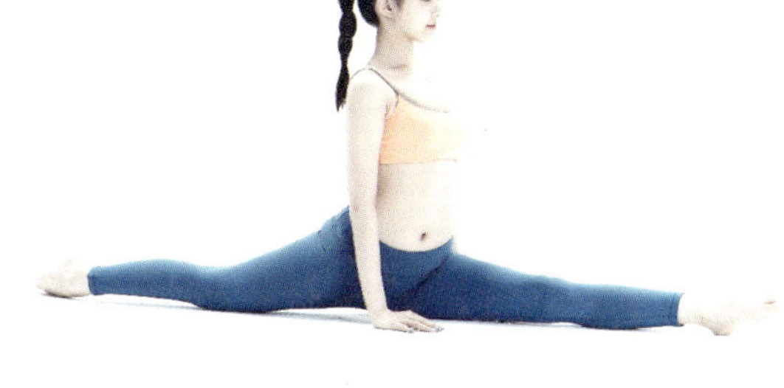

Chapter 2

다혜처럼! 찰떡궁합 요가

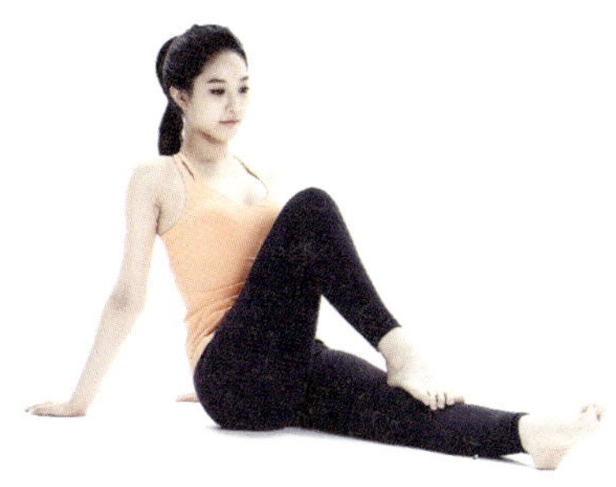

Chapter 3

뒷모습까지 핫한 섹시 요가

베스티 다혜와 함께 하는 걸 그룹 요가

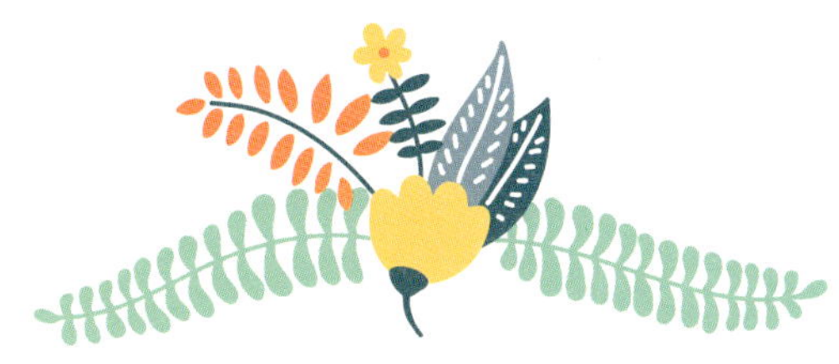

Chapter 1

진짜진짜 소녀들을 위한 요가

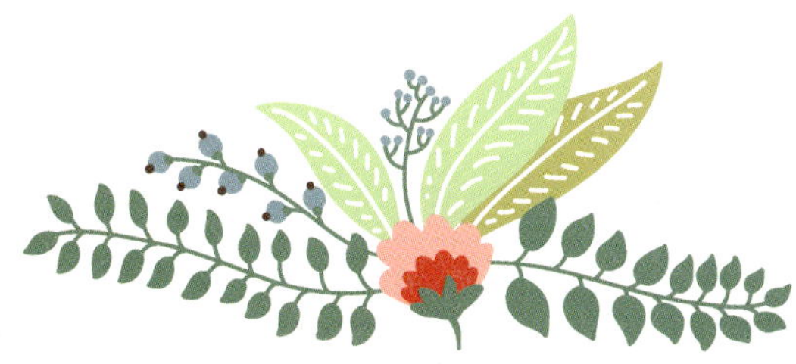

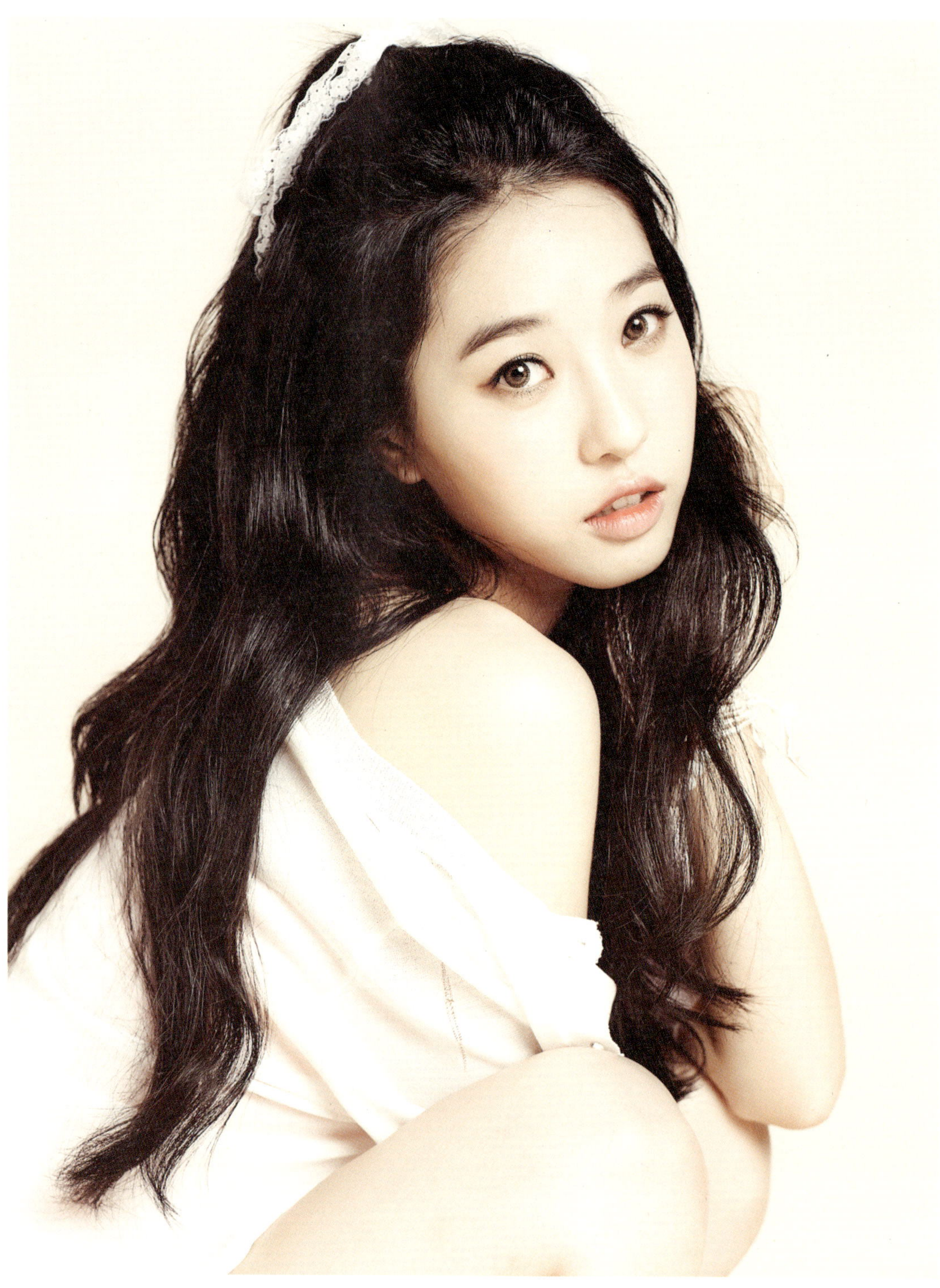

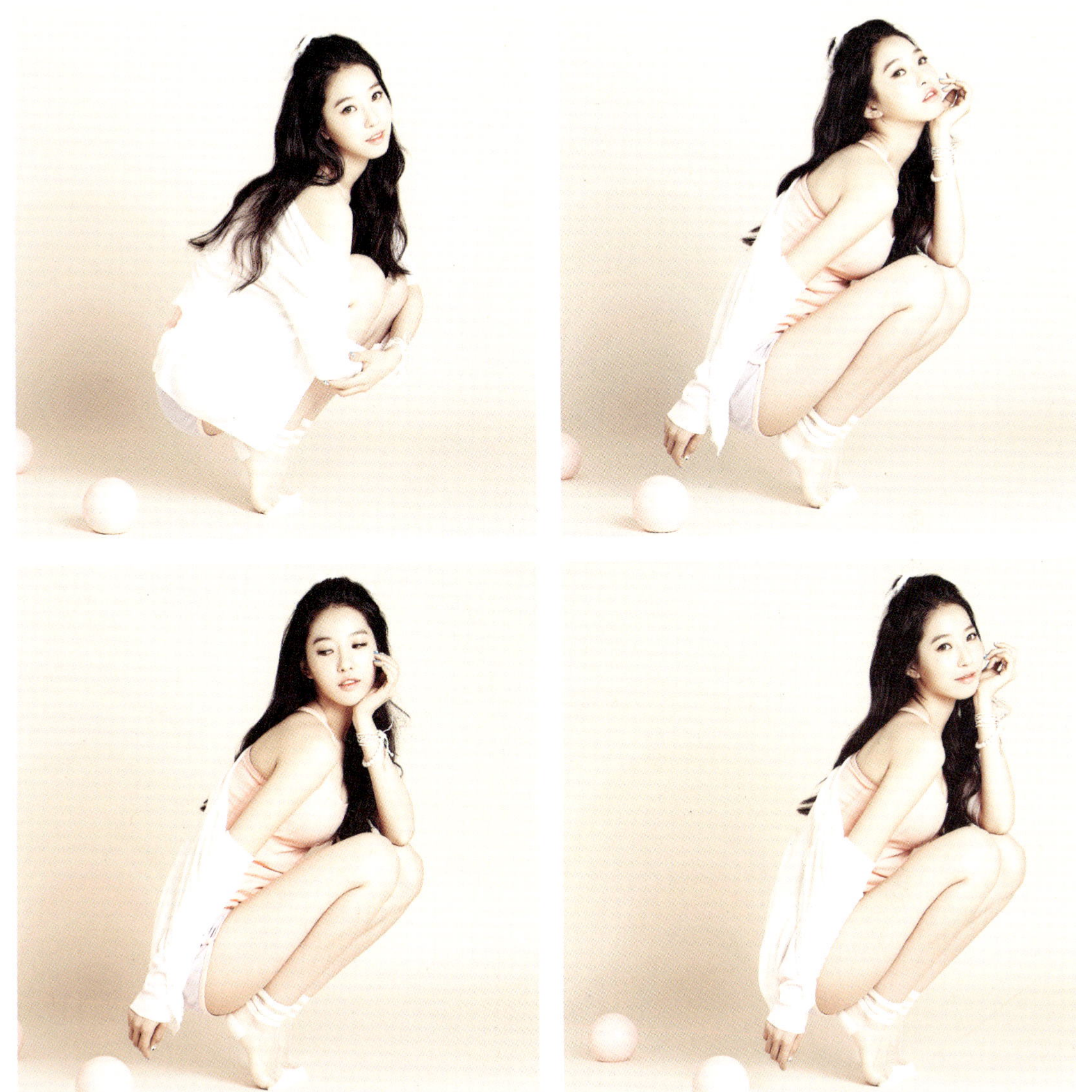

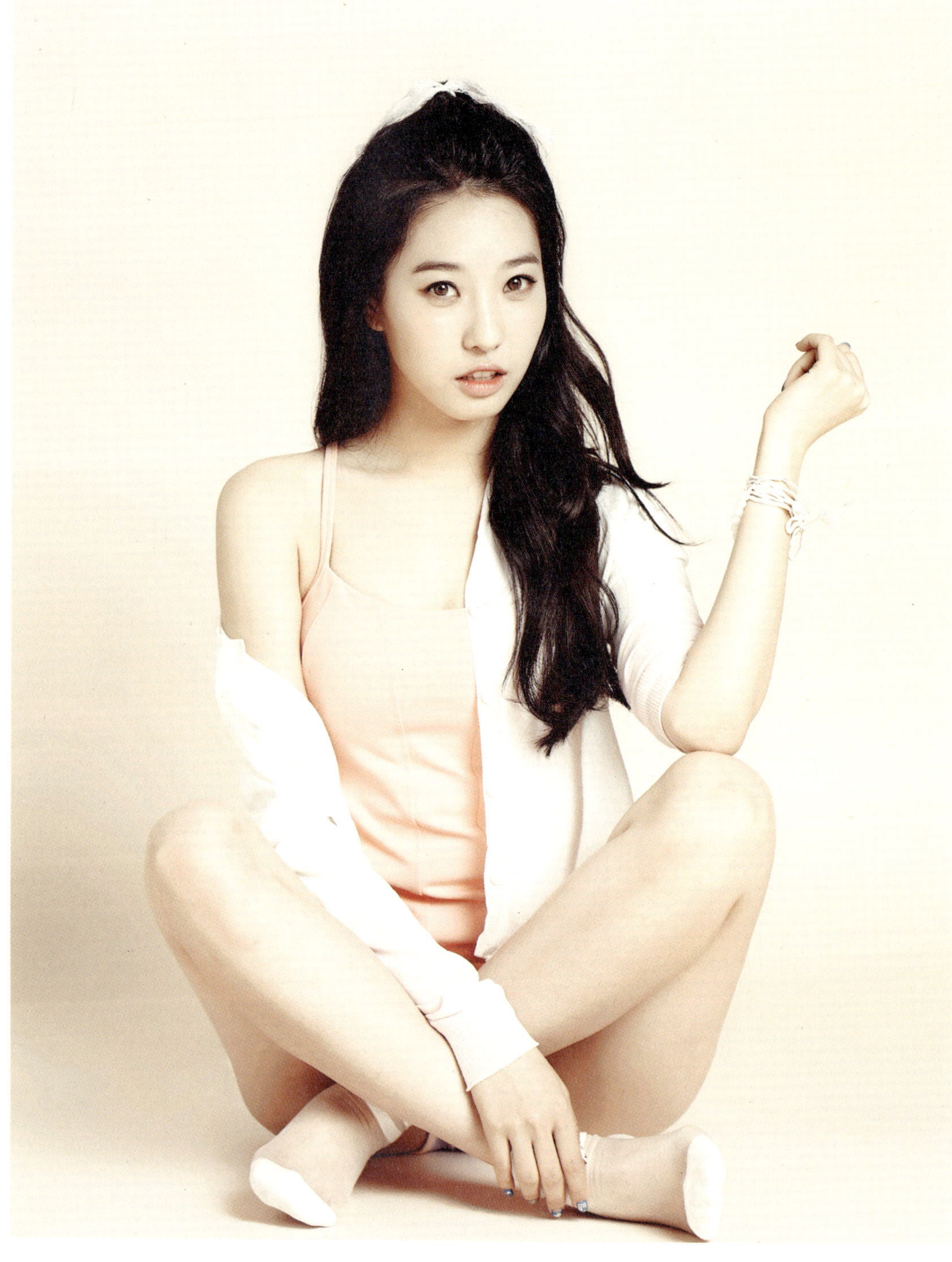

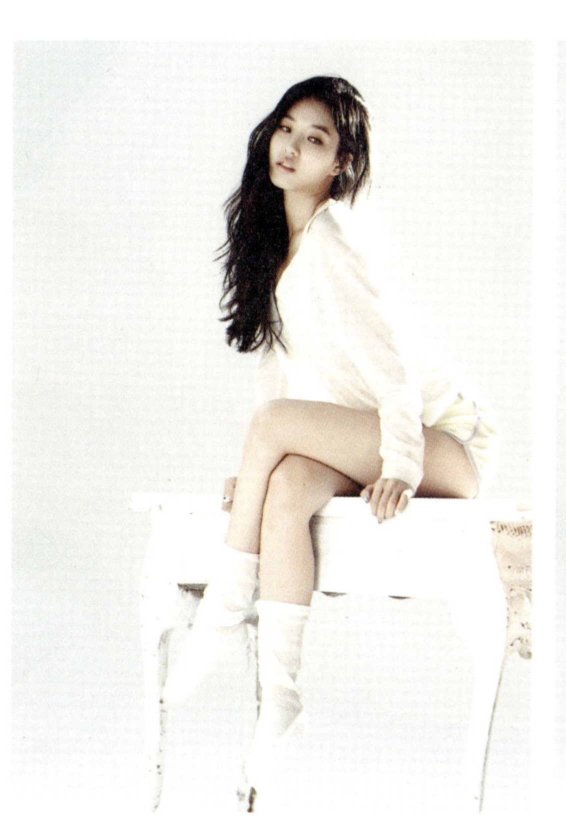
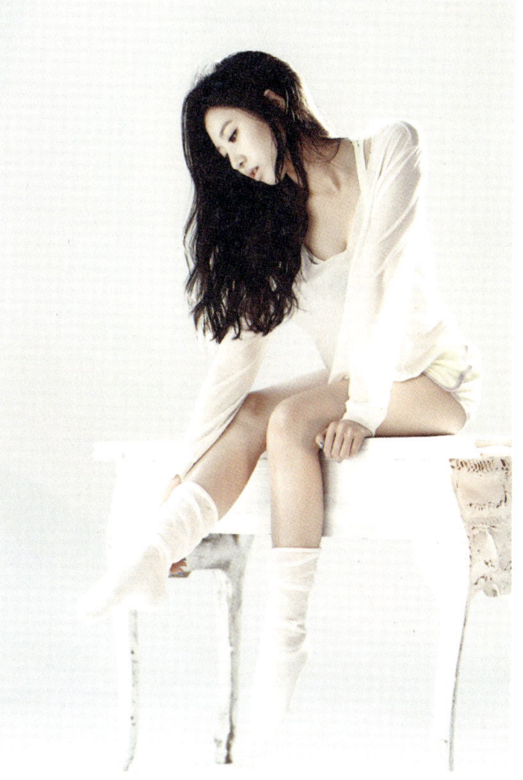

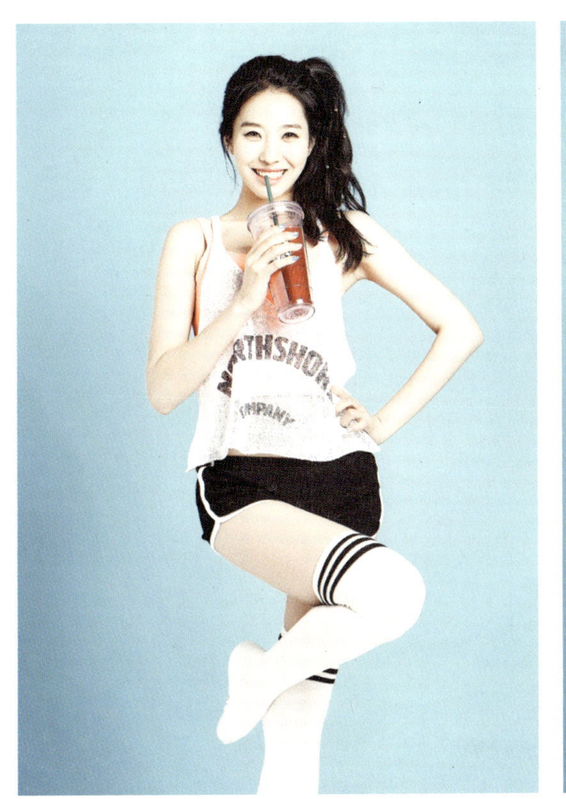
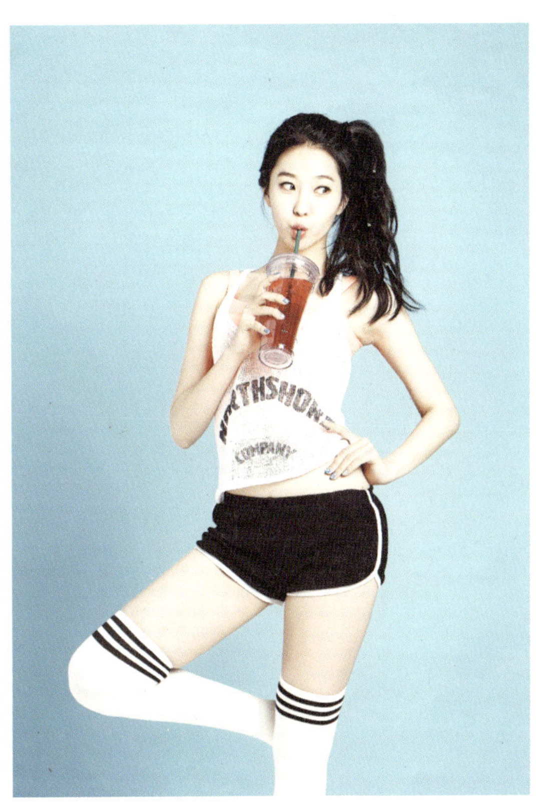

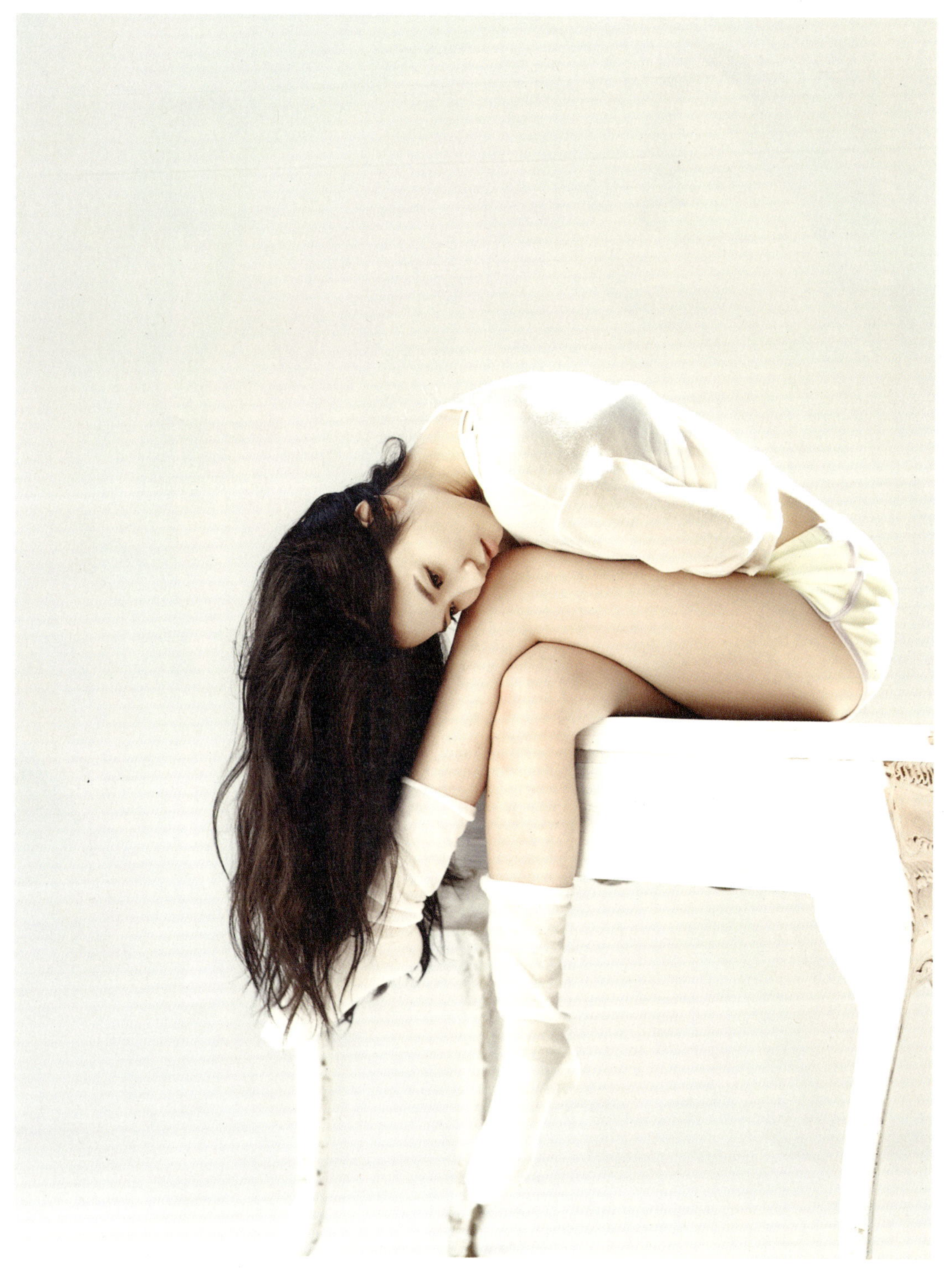

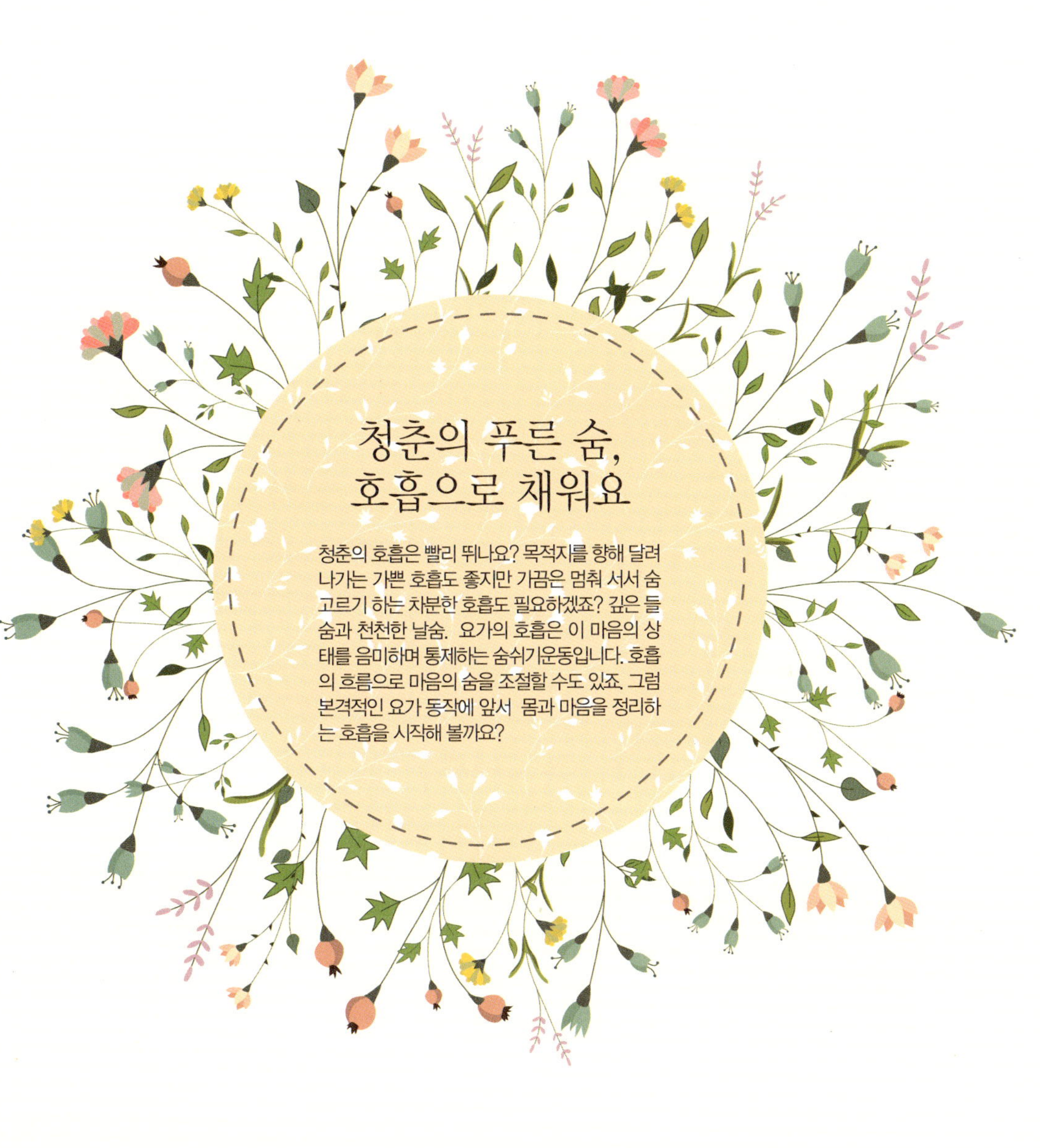

청춘의 푸른 숨,
호흡으로 채워요

청춘의 호흡은 빨리 뛰나요? 목적지를 향해 달려
나가는 가쁜 호흡도 좋지만 가끔은 멈춰 서서 숨
고르기 하는 차분한 호흡도 필요하겠죠? 깊은 들
숨과 천천한 날숨. 요가의 호흡은 이 마음의 상
태를 음미하며 통제하는 숨쉬기운동입니다. 호흡
의 흐름으로 마음의 숨을 조절할 수도 있죠. 그럼
본격적인 요가 동작에 앞서 몸과 마음을 정리하
는 호흡을 시작해 볼까요?

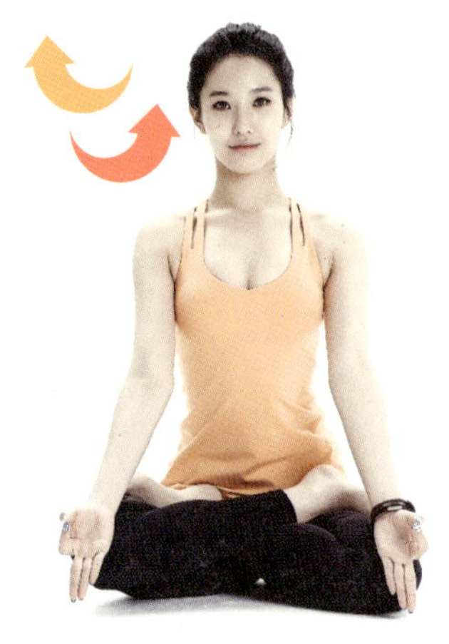

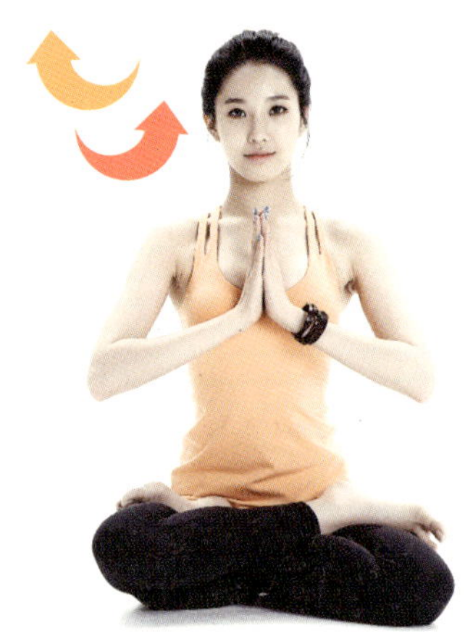

01 연꽃 자세

호흡하기 전에 마음을 모으는 자세입니다. 무릎을 구부려 두 발을 몸 가까이 끌어당기고 발꿈치가 일직선이 되게 앉으세요. 편안한 마음으로 앉되 척추는 곧게 펴 주세요. 손모양은 엄지손가락과 집게손가락을 붙여 작은 동그라미를 만든 채 다른 손가락은 펴 두는 기얀 무드라를 하여 무릎에 올려 놓습니다. 이때 손끝은 무릎 아래쪽을 향하게 둡니다.

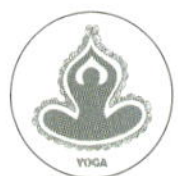

프라나야마(Pranayama)란 숨을 들이마시고, 멈추고, 내쉬는 요가의 세 단계 호흡을 이릅니다. 호흡을 할 때 이 세 가지 과정을 항상 기억하세요. 무드라(Mudra)는 요가의 손동작으로 호흡이나 명상, 요가 동작을 할 때 몸속의 기를 잘 느끼게 도와주는 역할을 합니다.

02 합장 자세

연꽃 자세로 마음을 가다듬은 후 두 손을 가슴 앞에서 합장합니다. 본격적인 동작을 하기 전에 정신을 집중하는 효과가 있답니다.

한 손은 배에 한 손은 가슴에 올려 주세요. 숨을 들이마실 때 배가 볼록하게 나오며 내쉴때 배가 쏙 들어가도록 해주세요.

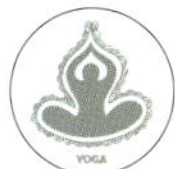

요가의 호흡은 폐의 나쁜 공기를 밖으로 뱉어내고 좋은 공기를 들이마시면서 몸속의 산소량을 증가시킵니다. 집중력이 높아지고 마음이 맑아지죠. 몸속에 산소가 가득 차서 활기가 생길 뿐 아니라 온몸의 혈액순환도 원활해진답니다.

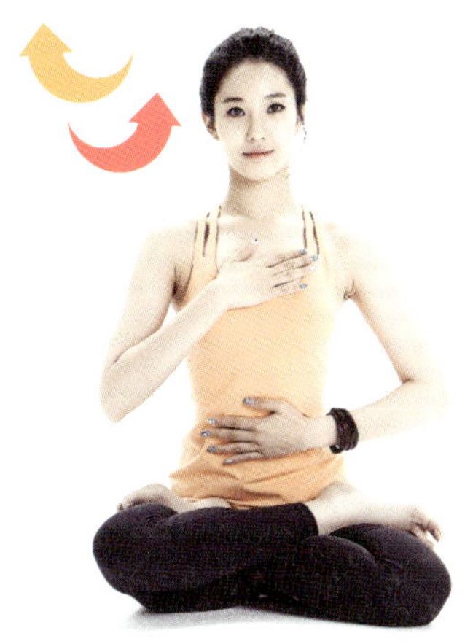

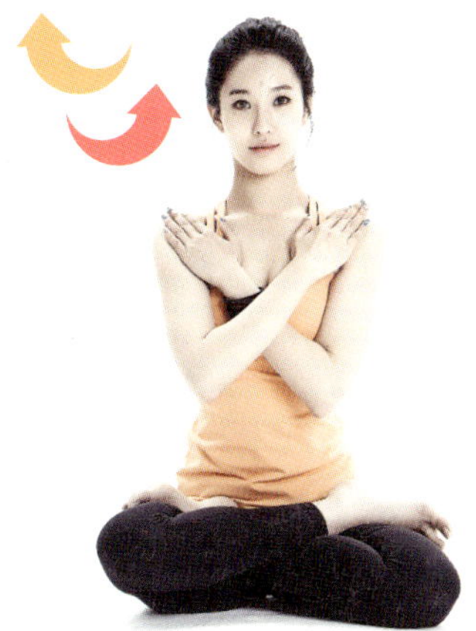

두 손을 갈비뼈 옆쪽에 올려 주세요. 갈비뼈가 옆으로 움직이도록 길게 숨을 들이마셨다 내쉬는 호흡을 해 주세요.

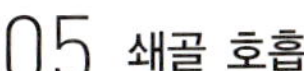

양손을 교차해 가슴 위 쇄골 쪽에 얹어 둡니다. 숨을 들이마실 때 쇄골이 위로 올라가는 느낌으로 호흡합니다.

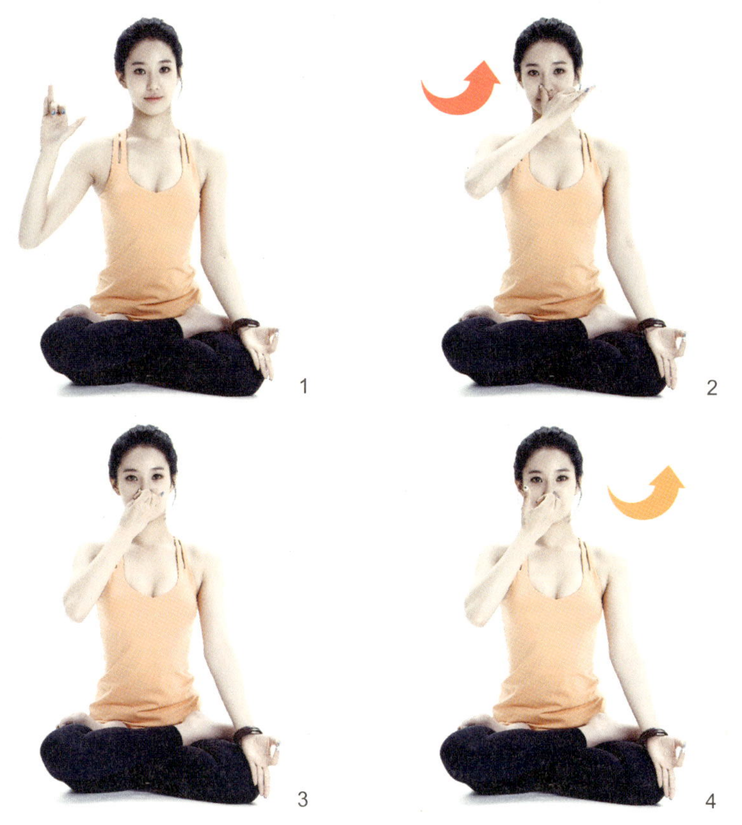

06 교호 호흡

1. 한쪽 손은 엄지손가락과 집게손가락을 붙여 작은 원을 만들고 손끝이 땅을 향하는 무드라를 하고, 다른 손은 주먹을 쥔 상태에서 엄지손가락과 집게손가락을 펍니다.
2. 엄지손가락으로 오른쪽 콧구멍을 막고 왼쪽 콧구멍으로 숨을 들이쉽니다
3. 양쪽 콧구멍을 막고 잠시 숨을 멈춥니다.
4. 약손가락과 새끼손가락으로 왼쪽 콧구멍을 막은 채 오른쪽 콧구멍으로 숨을 내쉽니다.
여전히 왼쪽 콧구멍을 막은 채 오른쪽 콧구멍을 통해 숨을 들이마십니다. 반대쪽 호흡을 위해 다시 양쪽 콧구멍을 막은 채 잠시 숨을 멈춘 후 엄지손가락으로 오른쪽 콧구멍을 막고 왼쪽 콧구멍으로 숨을 내쉽니다. 여기까지가 1세트 입니다. 같은 동작을 8~10회 반복하세요.

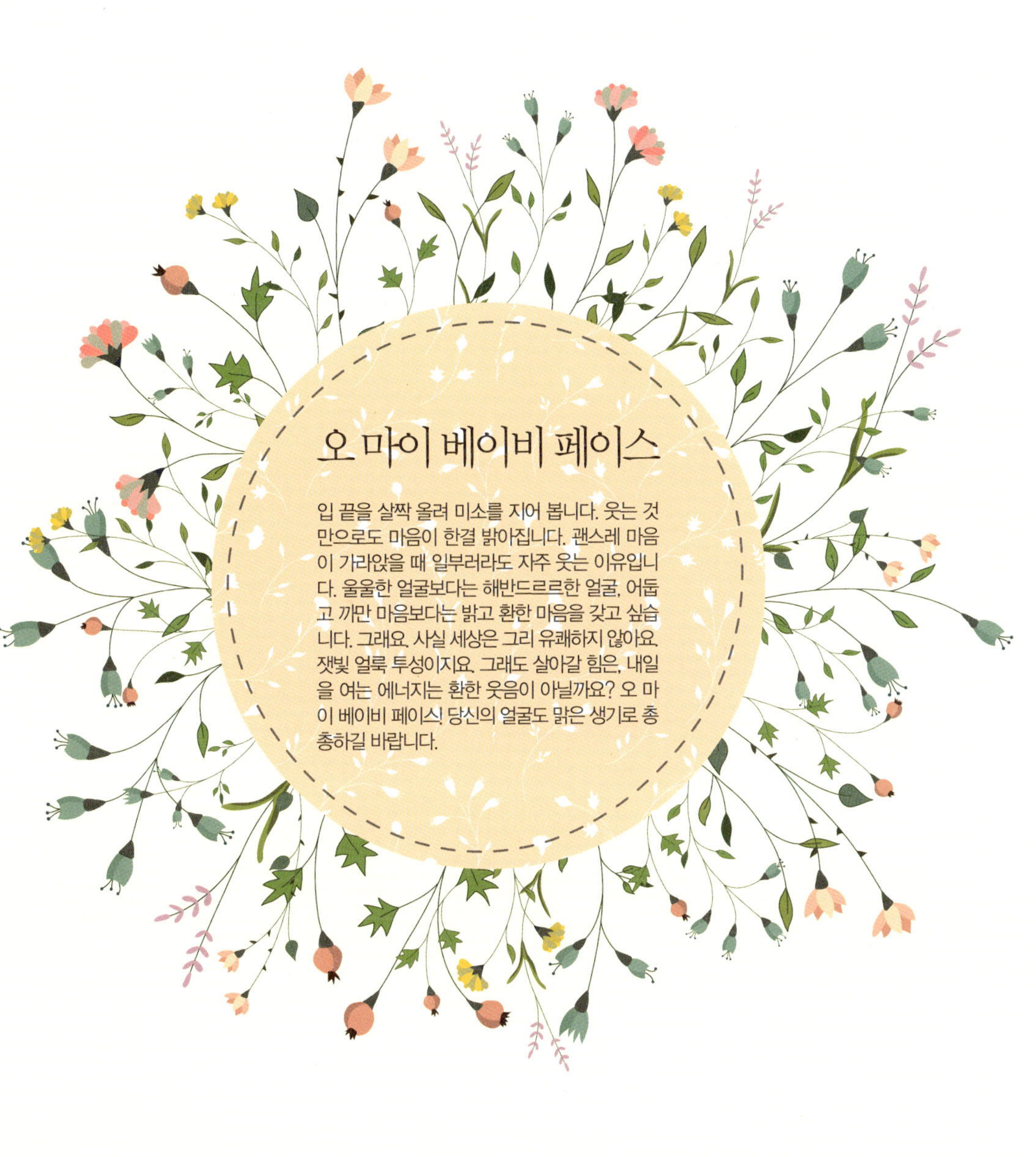

오 마 이 베 이 비 페 이 스

입 끝을 살짝 올려 미소를 지어 봅니다. 웃는 것
만으로도 마음이 한결 밝아집니다. 괜스레 마음
이 가라앉을 때 일부러라도 자주 웃는 이유입니
다. 울울한 얼굴보다는 해반드르르한 얼굴, 어둡
고 까만 마음보다는 밝고 환한 마음을 갖고 싶습
니다. 그래요. 사실 세상은 그리 유쾌하지 않아요.
잿빛 얼룩 투성이지요. 그래도 살아갈 힘은, 내일
을 여는 에너지는 환한 웃음이 아닐까요? 오 마
이 베이비 페이스! 당신의 얼굴도 맑은 생기로 총
총하길 바랍니다.

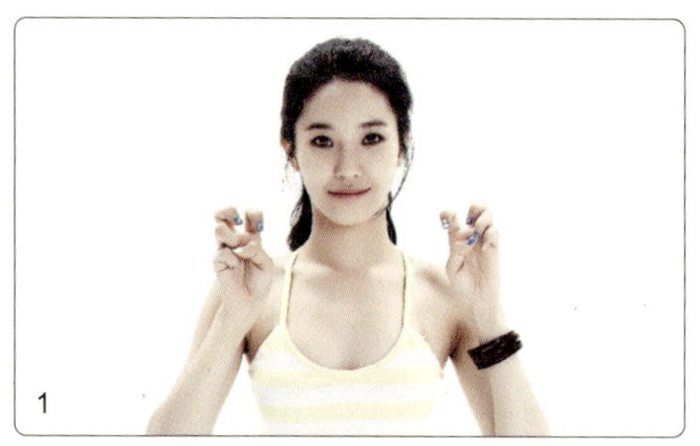

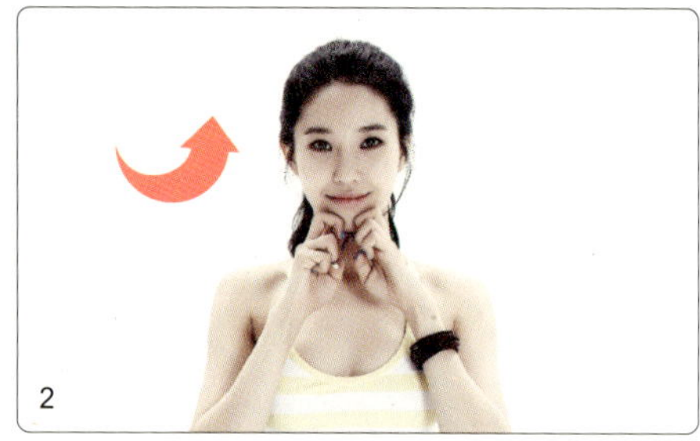

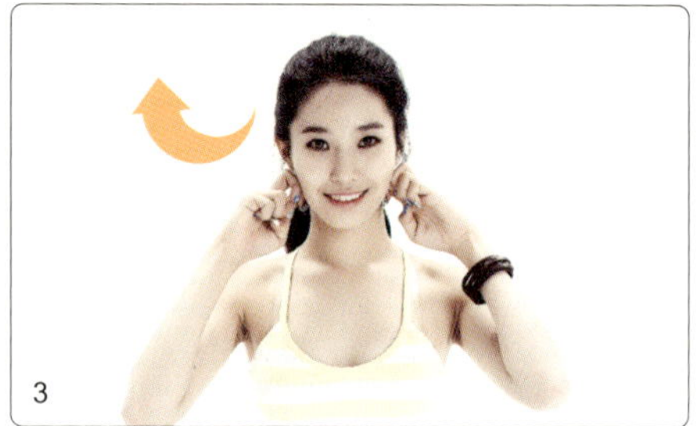

01 턱 라인 만들기

1. 두 번째 세 번째 손가락으로 V자를 만들어요.

2. 손가락을 턱 밑으로 가져가 볼까요? 숨을 들이마십니다.

3. 숨을 내쉬며 턱선부터 시작해 귀 밑까지 쓸어 올리세요. 같은 동작을 15~30회 반복하세요.

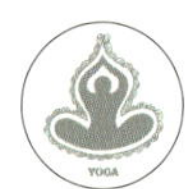

V라인 턱을 만드는 데 도움이 된답니다.

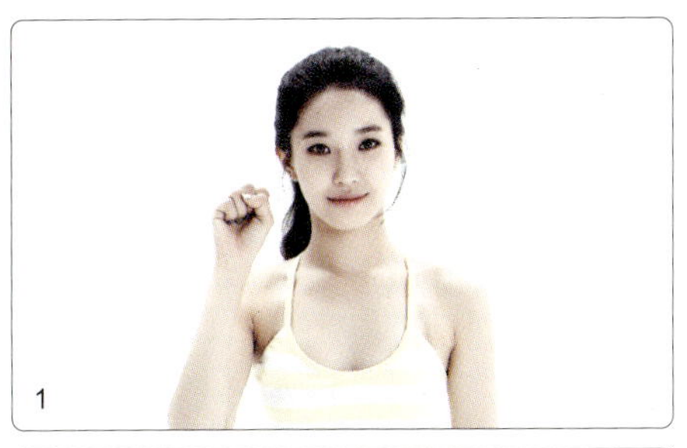

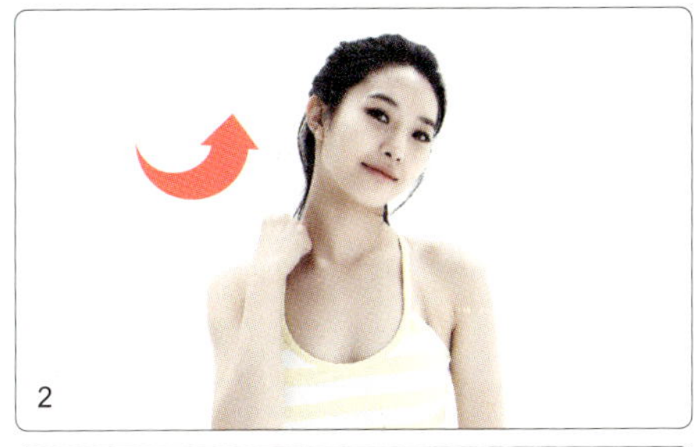

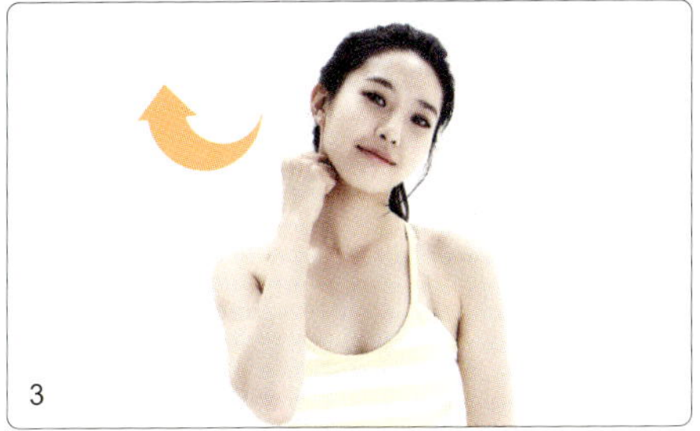

02 얼굴 부기 빼기

1. 한 손으로 가볍게 주먹을 쥐세요.

2. 고개를 살짝 기울여 목 아랫부분에 주먹을 대세요. 숨을 들이마십니다.

3. 숨을 내쉬면서 귀 뒤쪽까지 아래에서 위로 쓸어 올리며 같은 동작을 15~30회 반복합니다.

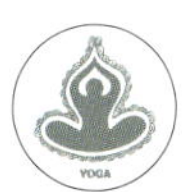

얼굴의 부기를 빼는 데 도움이 된답니다.

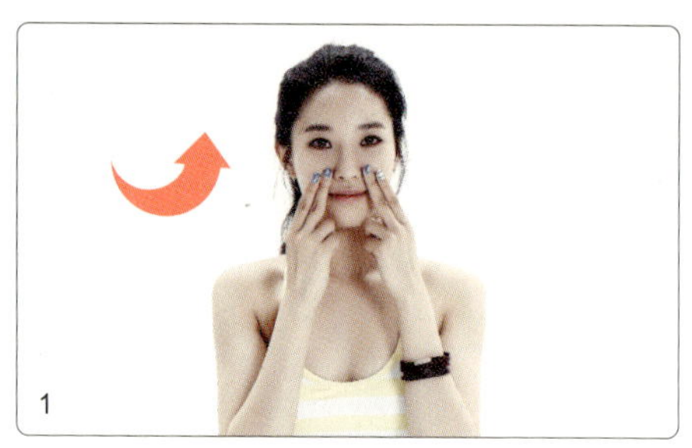

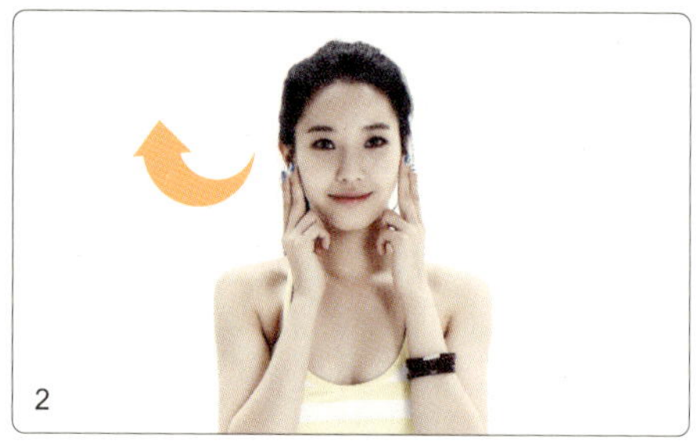

03 얼굴 라인 만들기

1. 두 번째와 세 번째 손가락을 펴서 광대뼈 부분에 가져간 후 숨을 들이마십니다.
2. 숨을 내쉬며 손가락을 이용해 광대뼈의 선을 따라 U자 모양으로 쓸어 올립니다. 같은 동작을 15~30회
   반복합니다.

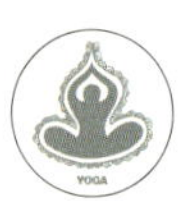

얼굴이 처지는 것을 막고 고운 윤곽을 만드는 동작입니다.

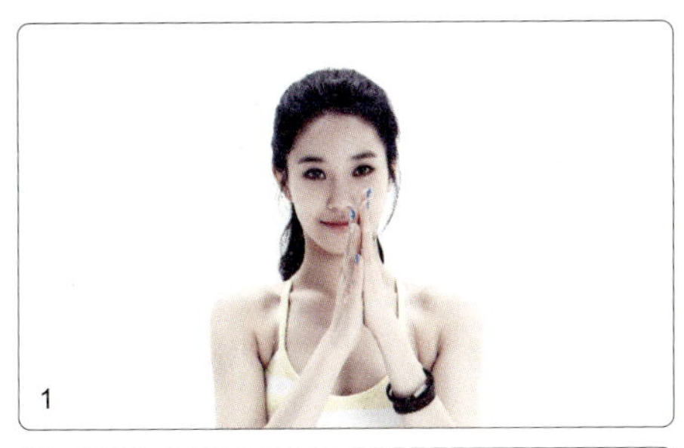

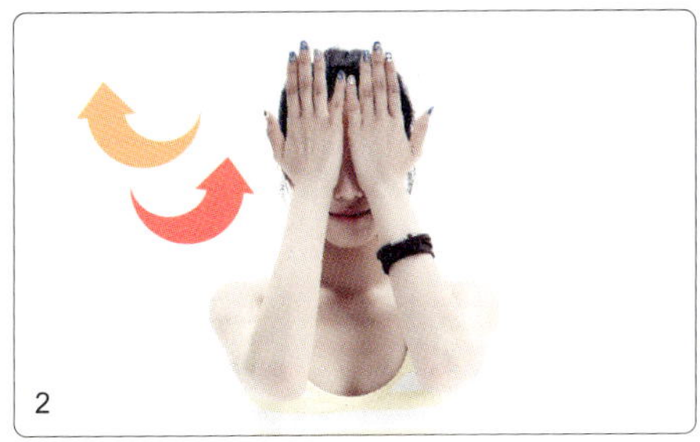

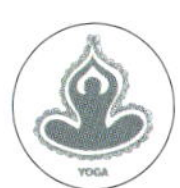

04 눈의 피로 풀어 주기

1. 두 손을 빠르게 비벼 주세요

2. 손바닥에 열이 느껴지면 두 손바닥을 눈 위에 가볍게 얹어 주세요. 따뜻함이 사라질 때까지 자세를 유지
   하고 천천히 호흡합니다. 같은 동작을 3~5회 반복합니다.

눈의 혈액순환을 도와 눈의 피로가 풀리고 맑아지는 동작입니다.

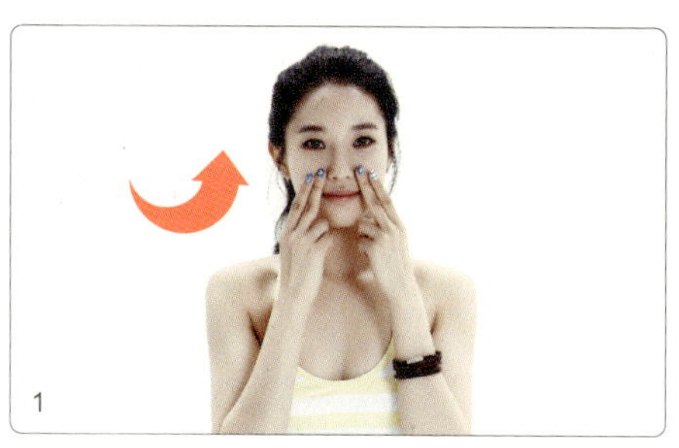

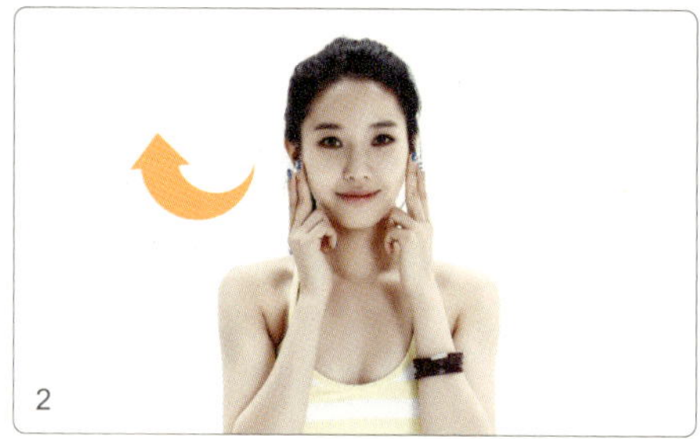

05 다크서클 없애기

1. 두 번째와 세 번째 손가락을 펴고 눈 아래쪽에 가져간 후 숨을 들이마십니다.
2. 두 손가락을 이용해 눈 아랫부분의 선을 따라 안에서 바깥쪽으로 쓸어 주며 숨을 내쉽니다. 같은 동작을
   15~30회 반복합니다.

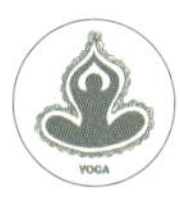 눈의 피로를 풀고 다크서클을 없애는 데 도움이 됩니다.

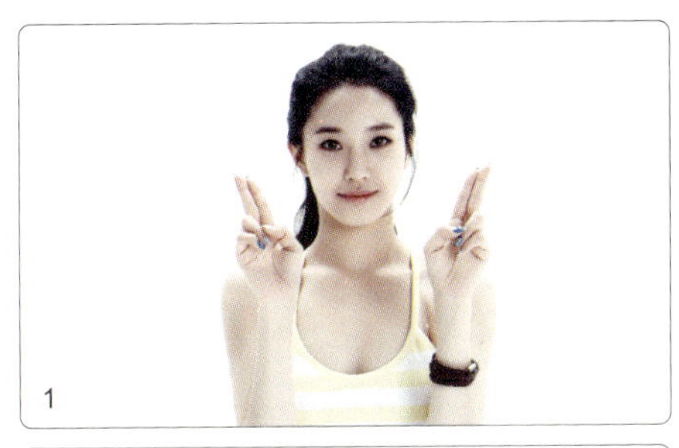

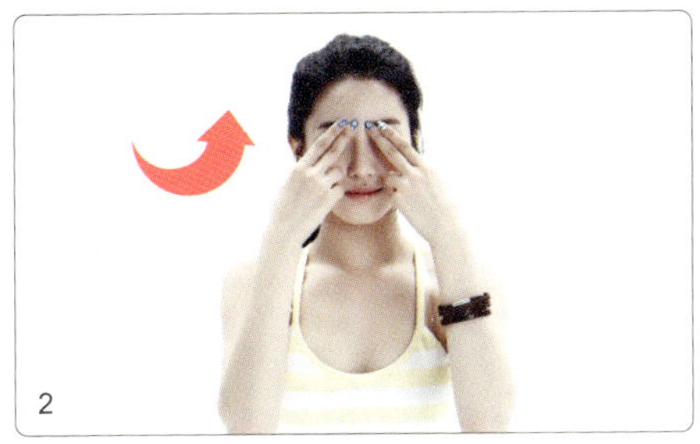

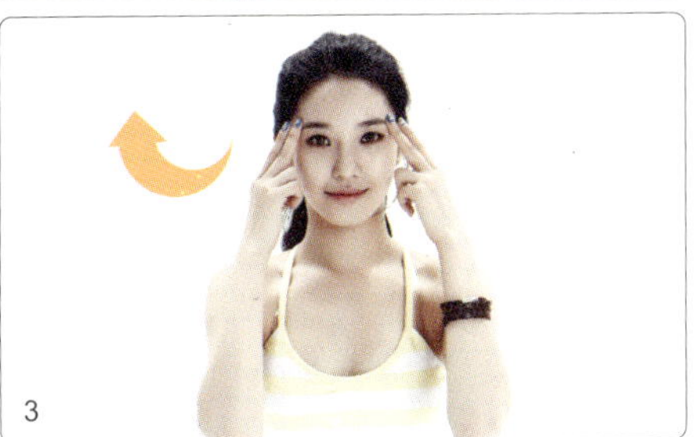

06 미간의 주름 없애기

1. 두 번째와 세 번째 손가락을 펴 주세요.
2. 편 손가락을 눈썹에 갖다 댄 후 숨을 들이마십니다.
3. 손가락 힘을 이용해 눈썹 안쪽에서 바깥쪽으로 쓸어 주며 숨을 내쉽니다. 같은 동작을 15~30회 반복합
   니다.

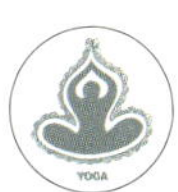

눈의 피로를 풀면서 미간의 주름을 없애는 동작입니다.

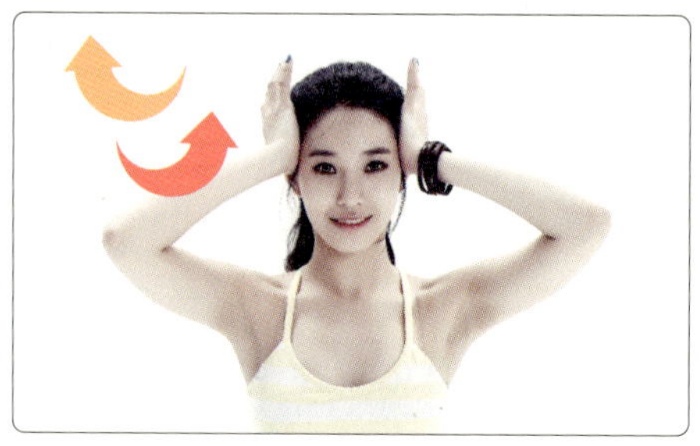

07 얼굴이 작아지는 동작

두 손을 이마 옆의 관자놀이 부분에 가져간 후 숨을 들이마십니다. 숨을 내쉬며 관자놀이를 살짝 누르고
그대로 30~60초 유지합니다. 같은 동작을 3~5회 반복합니다.

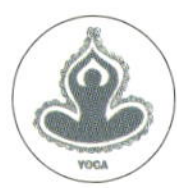 반복해서 실시하면 더욱 좋지만 잠깐의 동작만으로도 얼굴이 작아지는 효과를 볼 수 있습니다.

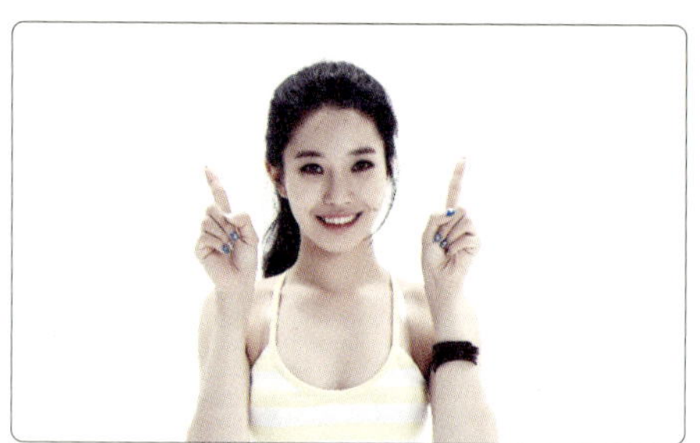

08 입 끝 올려 주기

두 번째 손가락을 위로 향하고 손끝을 따라 입 끝을 올리며 미소 짓습니다. 같은 동작을 15~30회 반복
합니다.

 예쁜 미소를 만드는 밝은 동작입니다.

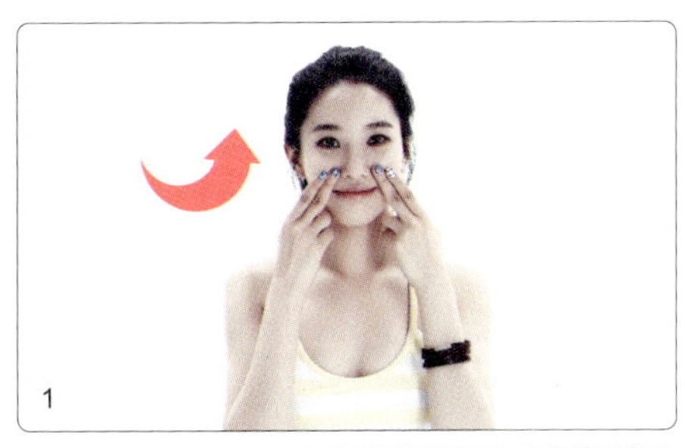

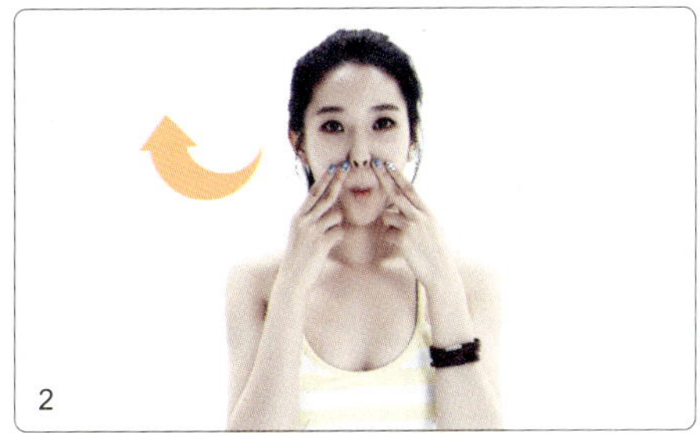

09 팔자주름 없애기

1. 두 번째와 세 번째 손가락을 펴서 팔자주름이 시작하는 부분을 눌러 줍니다. 숨을 들이마십니다.
2. 입술을 안으로 모으며 '오' 발음을 합니다. 발음과 동시에 천천히 숨을 뱉습니다. 같은 동작을 15~30초 유지합니다.

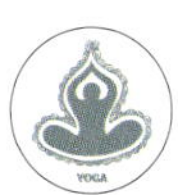

얼굴선을 정리하고 팔자주름을 없애는 동작입니다.

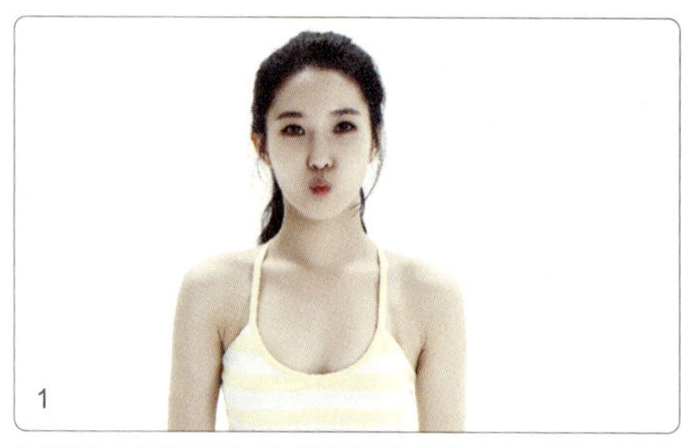

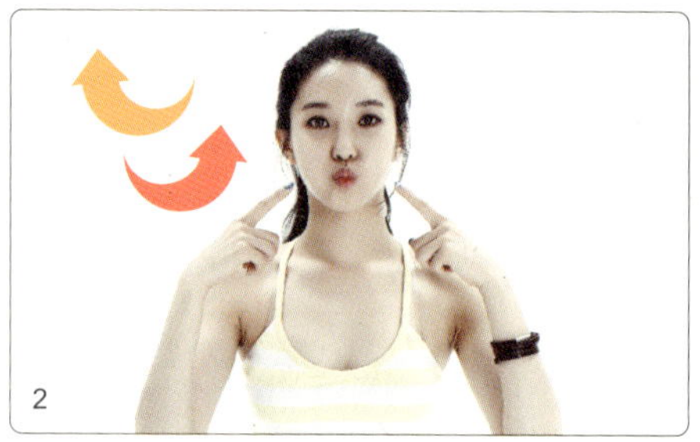

10 예쁜 미소 만들기

1. 입술을 작게 오므려 붕어 입술 모양을 만들어 보세요.

2. 볼에 두 번째 손가락을 대고 공기를 넣어 풍선처럼 부풉니다. 그 상태에서 15초간 멈춘 후 숨을 내쉽
   니다. 같은 동작을 3~5회 반복합니다.

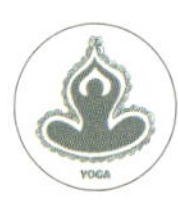 잘 쓰지 않는 얼굴 근육을 활용하여 예쁜 미소를 만드는 동작입니다.

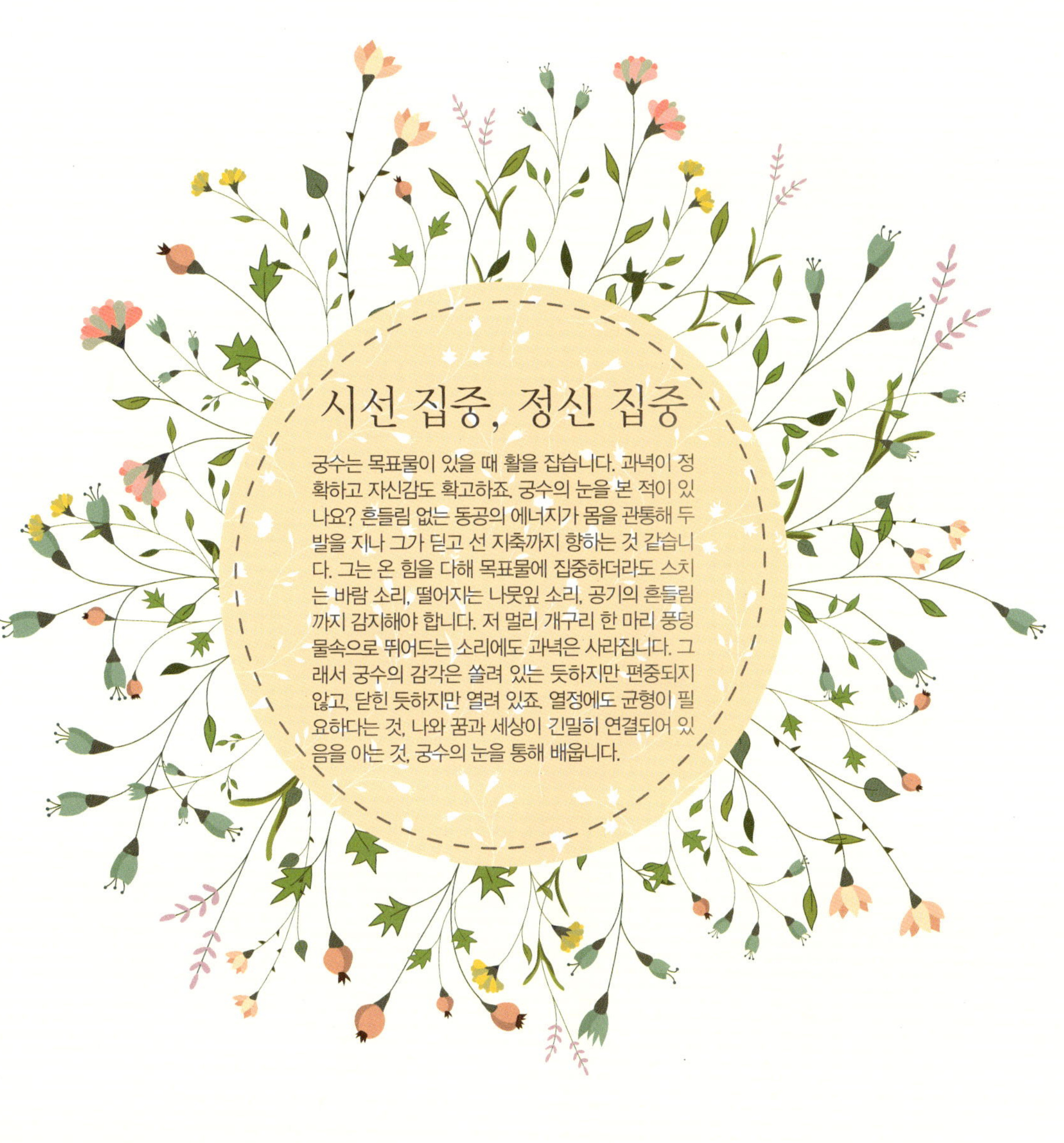

시선 집중, 정신 집중

궁수는 목표물이 있을 때 활을 잡습니다. 과녁이 정확하고 자신감도 확고하죠. 궁수의 눈을 본 적이 있나요? 흔들림 없는 동공의 에너지가 몸을 관통해 두 발을 지나 그가 딛고 선 지축까지 향하는 것 같습니다. 그는 온 힘을 다해 목표물에 집중하더라도 스치는 바람 소리, 떨어지는 나뭇잎 소리, 공기의 흔들림까지 감지해야 합니다. 저 멀리 개구리 한 마리 풍덩 물속으로 뛰어드는 소리에도 과녁은 사라집니다. 그래서 궁수의 감각은 쏠려 있는 듯하지만 편중되지 않고, 닫힌 듯하지만 열려 있죠. 열정에도 균형이 필요하다는 것, 나와 꿈과 세상이 긴밀히 연결되어 있음을 아는 것, 궁수의 눈을 통해 배웁니다.

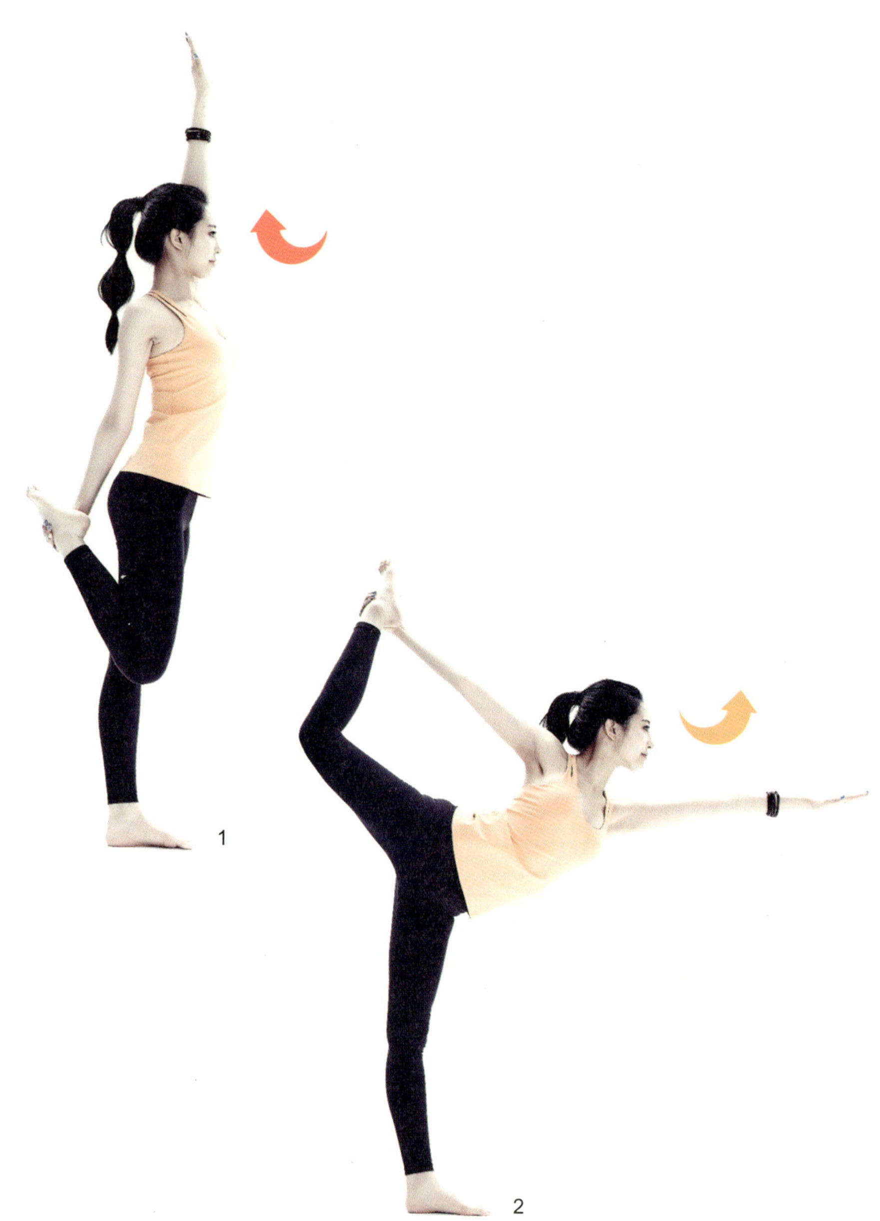

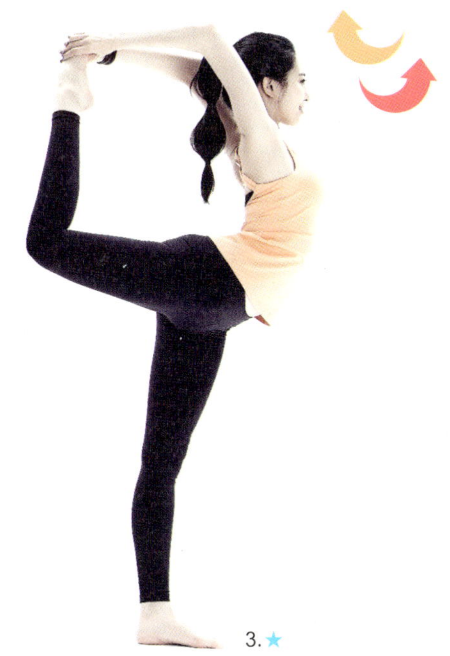

01 선 활 자세

1. 숨을 들이마시며 두 손을 머리 위로 뻗고 왼쪽 발에 몸의 체중을 옮긴 후 오른쪽 무릎을 접습니다. 오른손으로 무릎을 올린 오른 발의 발등을 잡습니다. 이때 무릎이 떨어지지 않도록 합니다.
2. 숨을 내쉬며 오른쪽 발을 손으로 발등을 잡은 채 밀어 올립니다. 왼손을 앞으로 쭉 뻗고 시선은 손끝으로 향합니다. 위로 올린 다리는 벽을 미는 느낌으로, 상체는 앞으로 나아가는 느낌으로 두 힘이 팽팽하게 당기도록 합니다.
3. 시선을 여전히 앞으로 향한 채 가능하면 두 손으로 오른쪽 다리의 발등을 잡아 봅니다. 정지 상태로 30~60초 유지하며 호흡한 후 반대쪽도 반복합니다.

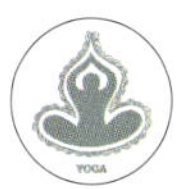

활 자세는 앞으로 뻗고 뒤로 당기는 힘의 긴장을 통해 집중력을 기르는 자세입니다. 균형 감각은 물론 비틀어진 골반을 교정하고 고관절의 유연성을 기르는 효과가 있답니다.

손으로 잡고 있는 발을 최대한 더 멀리 뻗어보도록 해보세요. 몸의 중심을 잡는데 도움이 됩니다.

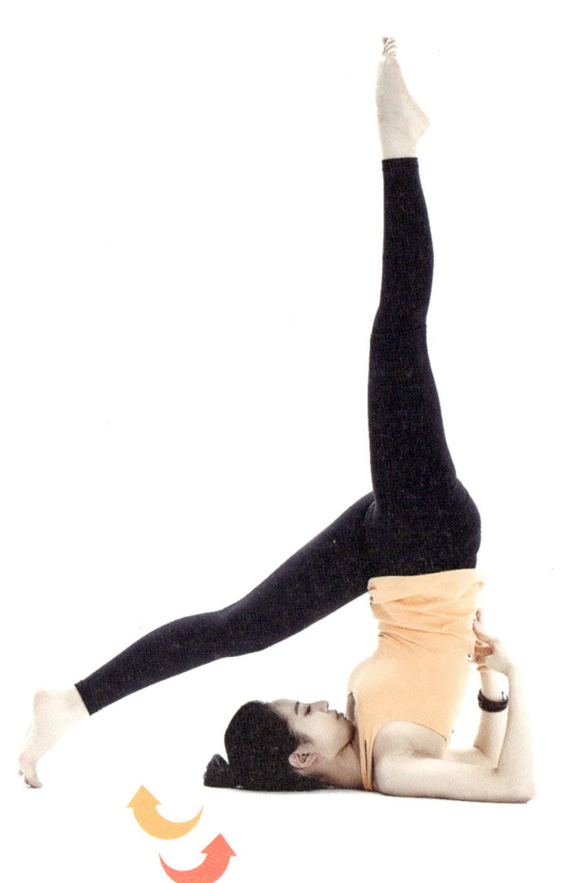

1

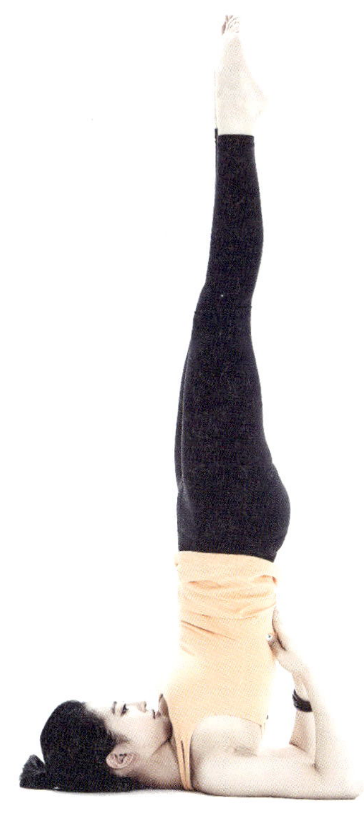

02 어깨 서기 자세

1. 등을 대고 누운 자세에서 숨을 들이마시며 두 손을 바닥을 짚은 채 두 다리를 띄워 머리 뒤로 넘겨 바닥에 닿게 하면서 내쉽니다. 숨을 들이마시면서 양손으로 허리를 받치고 숨을 내쉬며 한쪽 다리를 일직선으로 들어 올립니다. 이때 최대한 어깨로 서는 느낌으로 다리를 들어 올리되 척추가 일직선이 되도록 합니다.
2. 처음에는 한쪽 다리씩 들어 보고 가능하다면 두 다리 모두 들어 다리가 천장으로 곧게 뻗도록 시도해 봅니다. 동작을 1분간 유지한 후 서서히 순서대로 돌아옵니다.

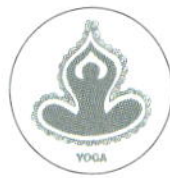

다리를 뒤로 넘겨 어깨로 서는 자세는 복부의 힘으로 동작을 유지해야 하며 목에 힘이 들어가면 안 됩니다. 깊이 호흡하기 때문에 몸에 온전히 집중할 수 있고 혈액순환이 원활해지는 동작입니다.

가슴을 턱 쪽으로 최대한 가깝게 붙여보도록 하고 손이 아닌 어깨로 중심을 잡아 주세요.
골반을 앞으로 밀어서 어깨와 골반, 복숭아뼈가 일직선이 되도록 노력해 보세요.

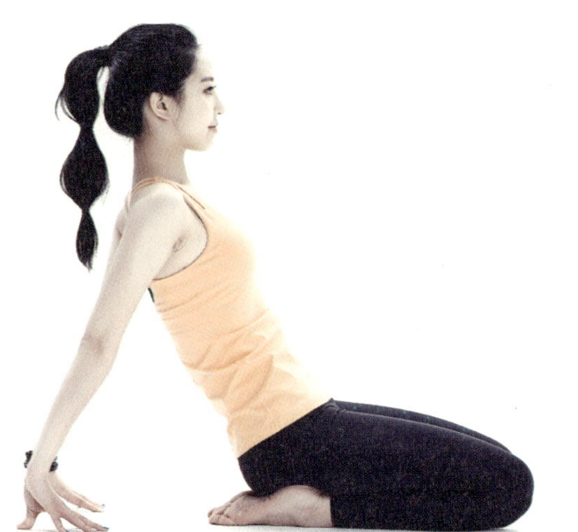

1

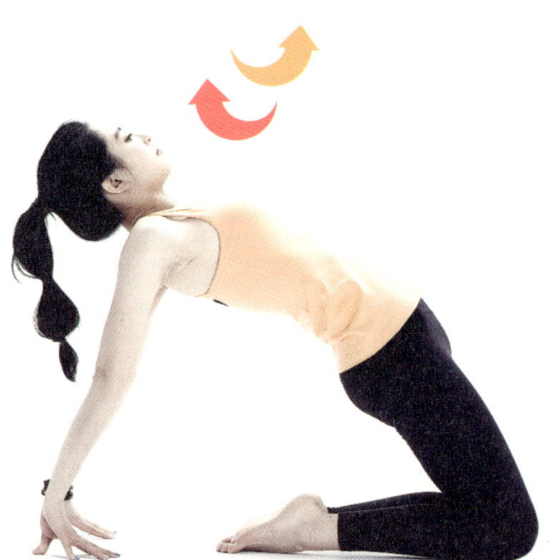

2

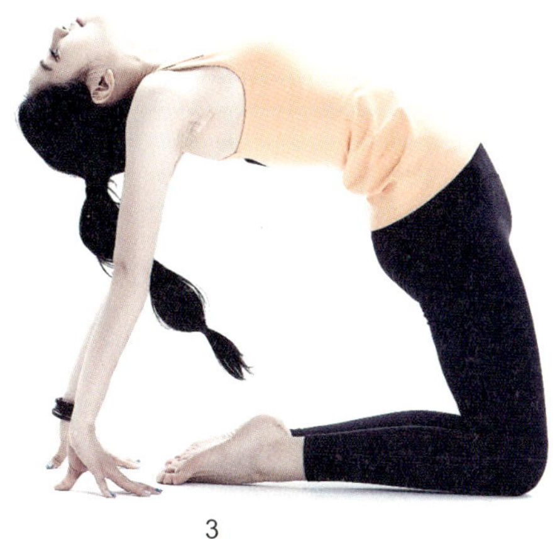

3

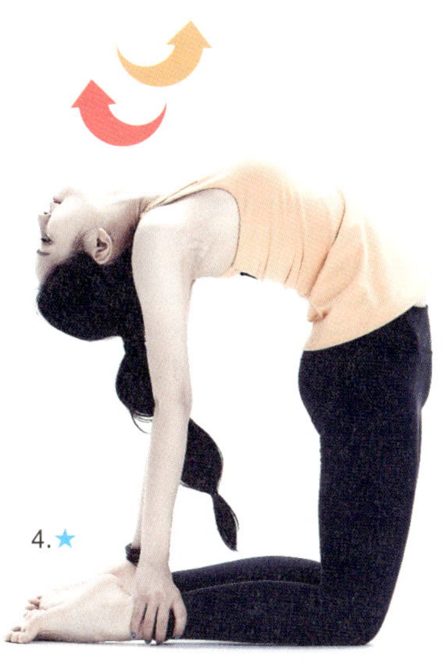

4.★

03 낙타 자세

1. 무릎을 꿇고 앉아 두 손을 등 뒤를 짚습니다.
2. 숨을 들이마시면서 골반을 앞으로 밀며 몸을 뒤로 기울입니다. 숨을 내쉽니다.
3. 손을 발목 가까이로 천천히 가져오면서 고개를 뒤로 젖힙니다.
4. 왼손으로 왼발을 오른손으로 오른발을 잡고 골반을 앞으로 밀며 무릎으로 선 자세를 만듭
   니다. 30~60초 동작을 유지하며 호흡합니다.

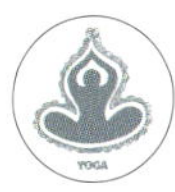

낙타 자세는 신장을 강화시켜주며 오십견을 예방하고 폐활량을 좋게 해줍니다.

골반을 앞쪽으로 밀어 골반뼈와 무릎이 일직선이 되도록 만들어 주세요.

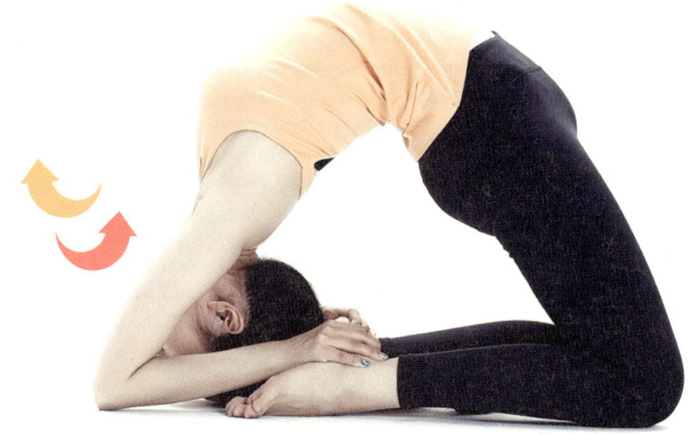

1

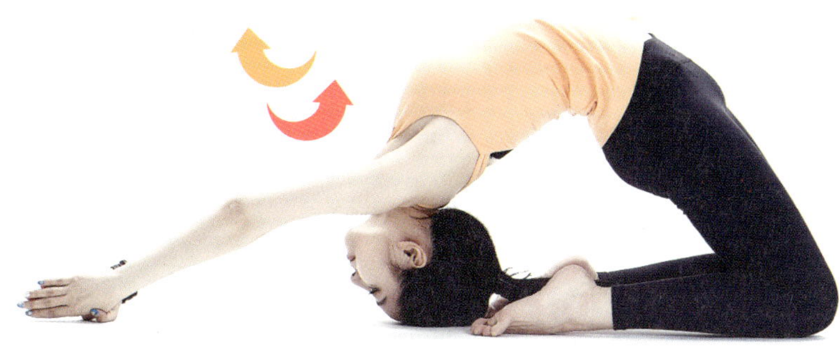

2

04 비둘기 자세

1. 낙타 자세에서 골반을 더 앞으로 밀며 허리를 젖혀 정수리가 바닥에 닿도록 합니다. 호흡을 합니다.
2. 가능하면 두 손을 머리 위에서 합장해 봅니다. 호흡을 하며 30~60초 자세를 유지한 후 다시 두손으로 바닥을 밀고 상체를 들어 허리에 무리가 없도록 서서히 골반을 밀며 상체를 올립니다.

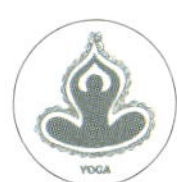 비둘기 자세는 가슴을 여는 동작을 통해 몸과 마음이 열리는 기분을 느낄 수 있으며 허리가 유연해집니다.

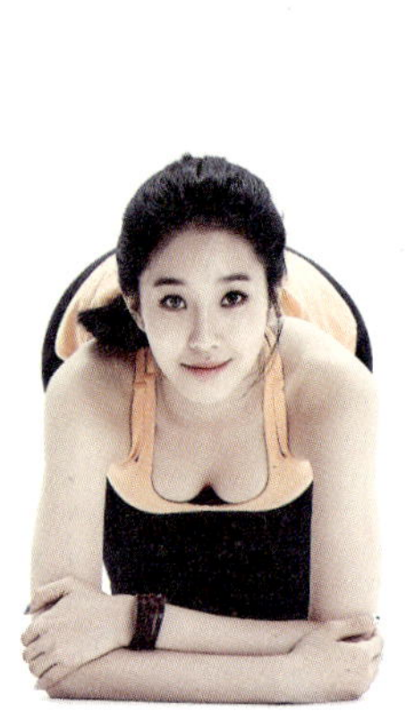

1

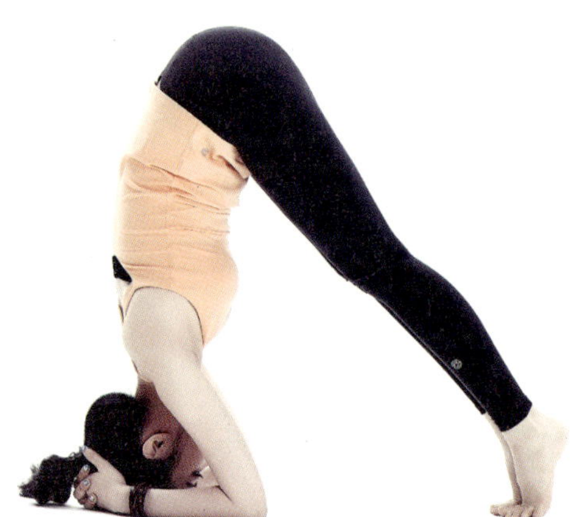

2

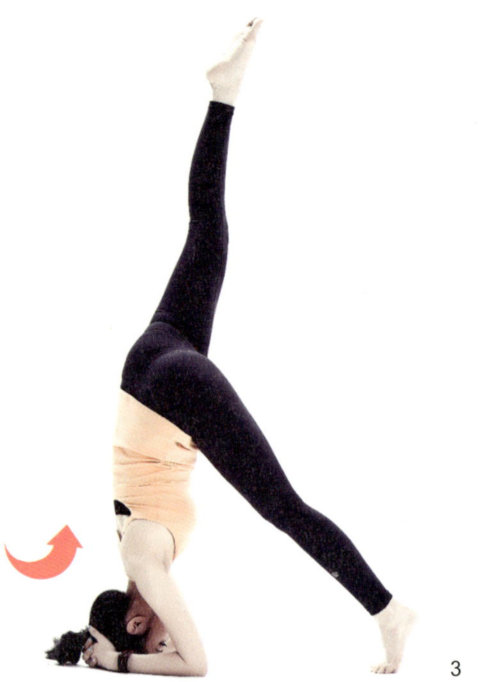

3

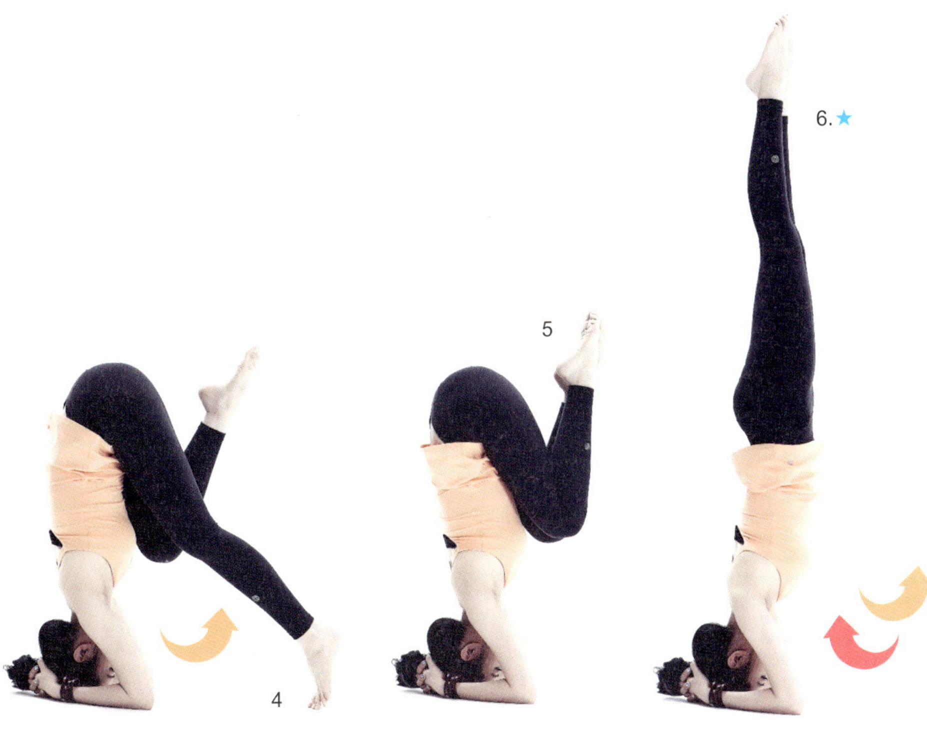

05 머리 서기 자세

1. 팔꿈치 간격을 어깨너비로 만들고 두 다리를 구부려 바닥에 대고 엎드립니다. 이때 양손은 깍지를 낀 후 바닥에 잘 자리 잡도록 하고 두 다리를 뒤로 뻗어 발꿈치를 세웁니다.
2. 깍지 낀 손 뒤로 머리를 붙인 후 발끝에 힘을 모으고 천천히 걸어와 척추를 곧게 세웁니다.
3. 숨을 들이마시며 오른쪽 다리를 들어 올려 천장으로 뻗어 봅니다.
4. 오른쪽 무릎을 접어 가슴 가까이에 붙입니다. 숨을 내쉽니다.
5. 두 무릎을 모두 접어 모아 봅니다.
6. 정수리와 손에 힘을 집중하여 숨을 들이마신 후, 두 다리를 서서히 천장 쪽으로 길게 뻗어 봅니다. 숨을 내쉽니다. 1분간 유지한 후 돌아옵니다.

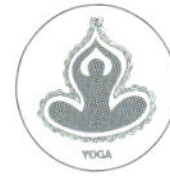
몸의 균형 감각을 기르는 자세입니다. 하체에 침체된 혈액과 에너지를 뇌로 운반하여 혈액순환을 돕고 몸의 밸런스도 맞춰줍니다.

팔꿈치가 어깨보다 넓지 않게 양쪽 팔꿈치를 잡아 어깨 넓이로 만들어 줍니다. 물구나무를 섰을 때 목이 앞뒤로 꺾이지 않게 정수리를 바닥에 대고 정확하게 일직선이 되도록 만들어 주는 것이 포인트입니다.

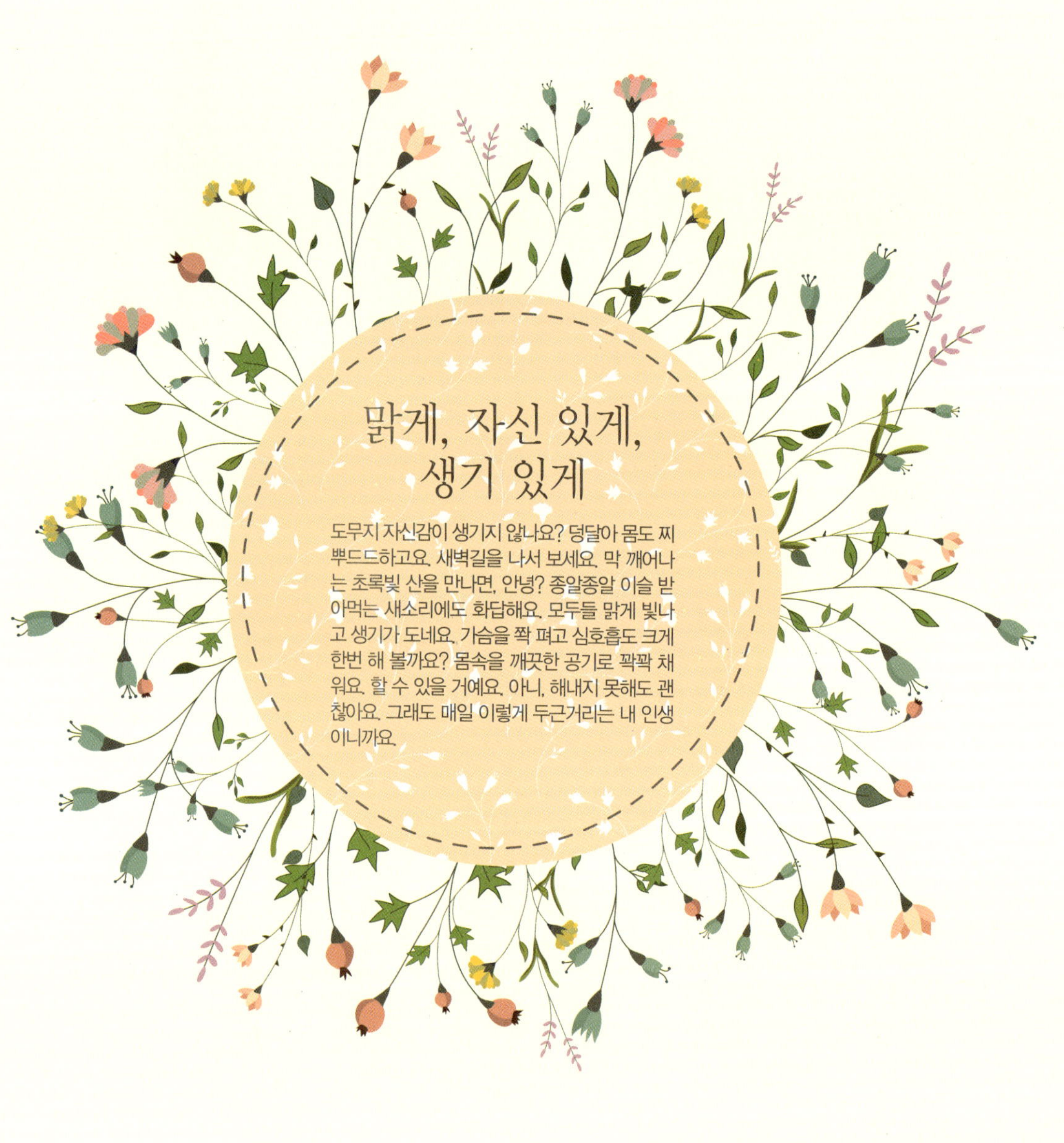

맑게, 자신 있게, 생기 있게

도무지 자신감이 생기지 않나요? 덩달아 몸도 찌뿌드드하고요. 새벽길을 나서 보세요. 막 깨어나는 초록빛 산을 만나면, 안녕? 종알종알 이슬 받아먹는 새소리에도 화답해요. 모두들 맑게 빛나고 생기가 도네요. 가슴을 쫙 펴고 심호흡도 크게 한번 해 볼까요? 몸속을 깨끗한 공기로 꽉꽉 채워요. 할 수 있을 거예요. 아니, 해내지 못해도 괜찮아요. 그래도 매일 이렇게 두근거리는 내 인생이니까요.

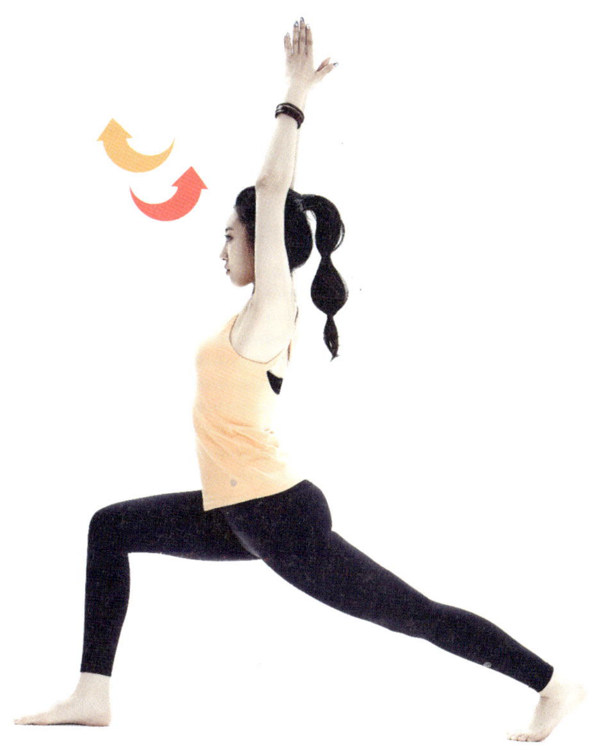

01 　전사 자세 1

숨을 길게 들이마시며 두 손은 붙여서 머리 위로 뻗어 줍니다. 이때 오른쪽 무릎을 직각으로
굽히고 왼쪽 발꿈치는 살짝 들어 올립니다. 숨을 천천히 내쉽니다.

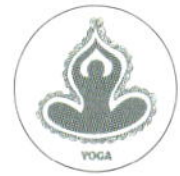

전사의 용맹한 기상을 닮은 동작이 전사 자세입니다. 발바닥에서 땅의 에너지를 끌어올리는
느낌으로 동작을 하다 보면 가슴이 열리고 앞으로 나아가는 에너지를 얻을 수 있죠. 어깨와
등의 근육을 키우고 골반에 힘을 싣는 동작이기도 합니다.

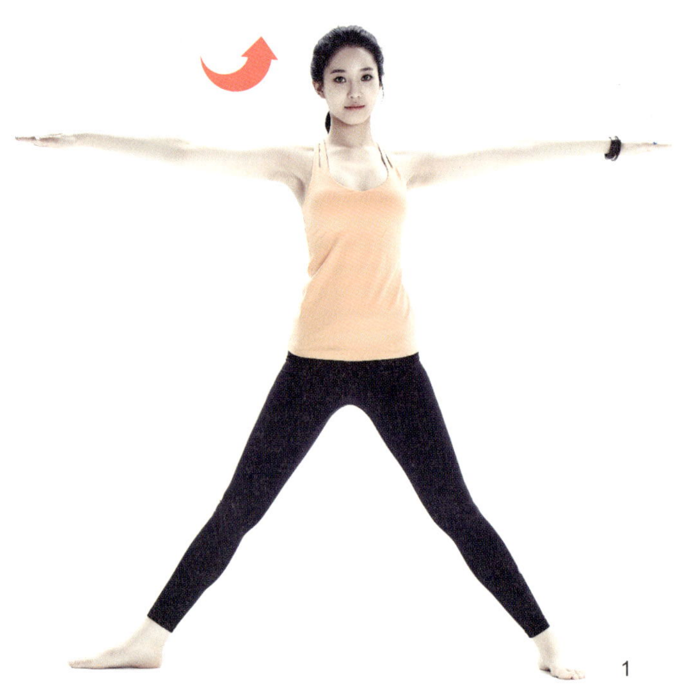

1

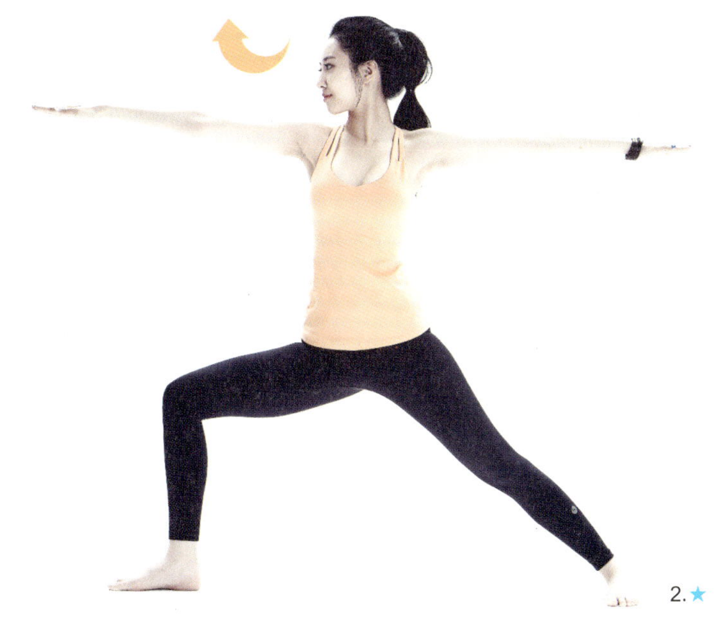

 **02** 전사 자세 2

1. 두 팔을 어깨와 일직선이 되게 쭉 펴고 다리는 어깨너비의 두 배로 벌리세요. 한 발은 바깥
   쪽으로 90도, 한 발은 안쪽으로 10도 정도 돌려 주세요. 숨을 깊이 들이마십니다.
2. 숨을 천천히 길게 내쉬며 한쪽 무릎을 직각으로 굽히고 시선도 같은 방향으로 따라갑니다.
   동작을 30~60초 유지한 후 반대쪽도 같은 순서로 반복합니다.

양 손끝과 어깨가 수평이 되도록 유지하고 어깨가 귀 가까이 가지 않도록 내려줍니다.
무릎과 발목이 직각이 되도록 만들어 주며 골반이 돌아가지 않도록 해주세요.

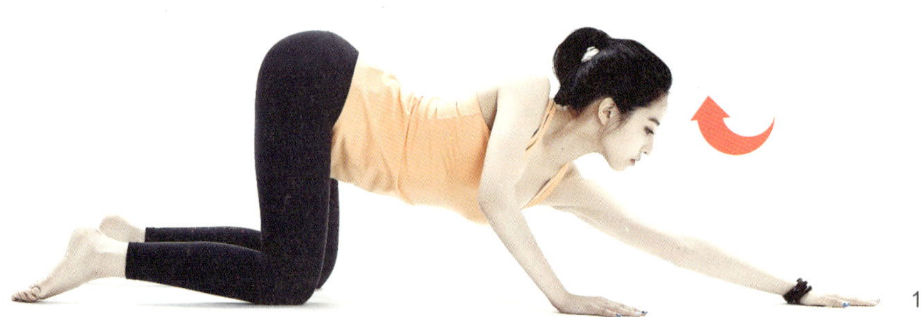

1

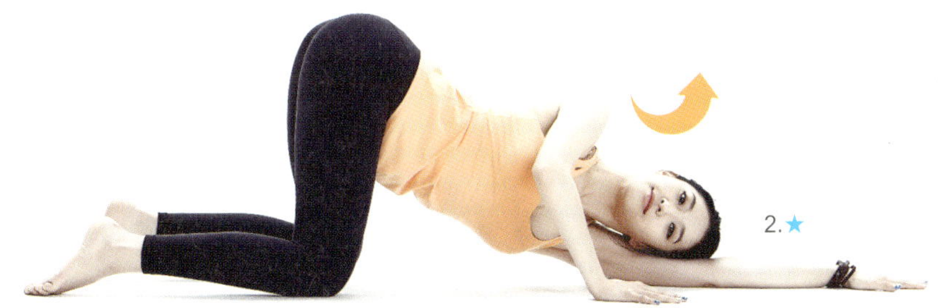

03 엎드린 고양이 자세 1

1. 두 손과 양 무릎을 어깨너비만큼 벌리고 엎드린 자세(고양이 자세)에서 한 손을 멀리 뻗어
   바닥을 짚습니다. 숨을 들이마십니다.
2. 숨을 내쉬며 상체를 비틀어 내려가 뻗은 팔 위로 머리를 가져갑니다. 동작을 30~60초 유
   지한 후 반대쪽도 반복합니다.

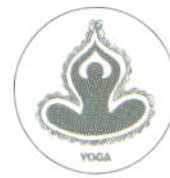
척추를 길게 늘여서 몸을 편안하게 이완하는 동작입니다. 특히, 옆구리와 겨드랑이 쪽을 스트
레칭 시켜줍니다.

가슴을 천정 쪽으로 돌려 겨드랑이가 바닥에 가깝게 갈수 있게 눌러주세요.

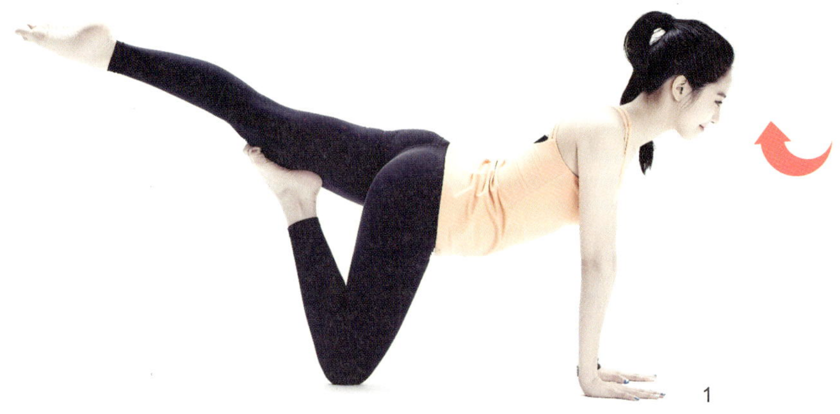

1

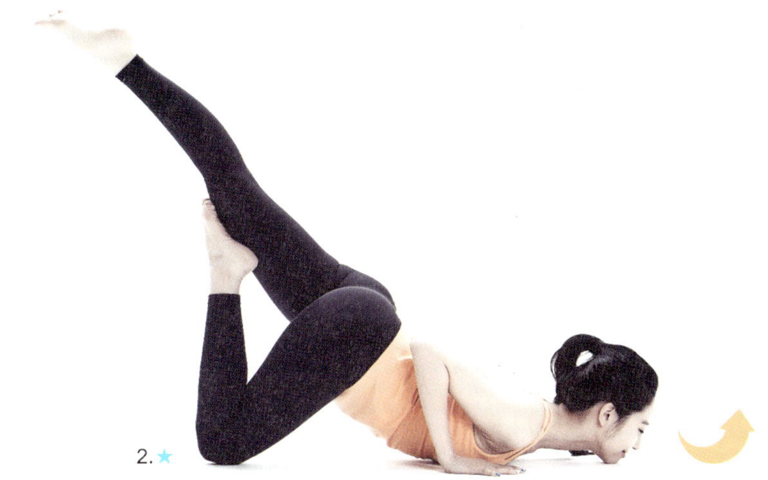

04 엎드린 고양이 자세 2

1. 고양이 자세에서 한 다리를 뒤로 뻗고 다른 발로 받쳐 줍니다. 숨을 들이마십니다.
2. 숨을 내쉬며 가슴과 턱을 바닥에 붙입니다. 동작을 30초간 유지한 후 올라와서 반대쪽도
   반복합니다.

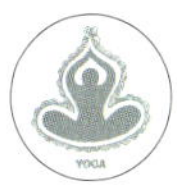 하체에 힘이 생기고 상체가 유연해지는 자세입니다. 에너지가 앞으로 뻗어 나가는 동작이라
몸에 활기도 느낄 수 있답니다.

 가슴과 턱이 바닥에 닿도록 하고 가슴과 턱이 잘 닿지 않을 때에는 상체를 앞으로 더 밀어 주세요.

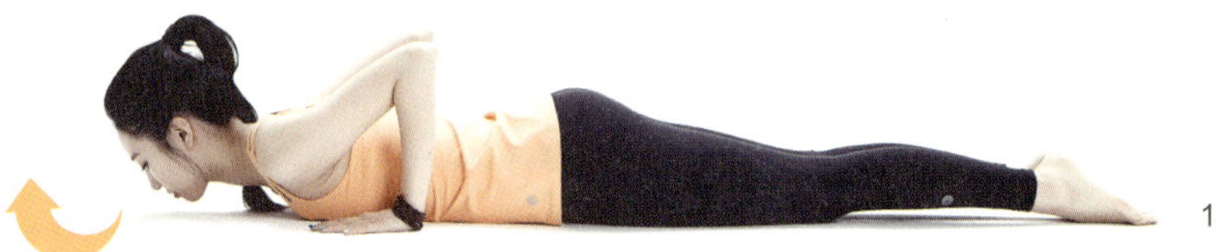

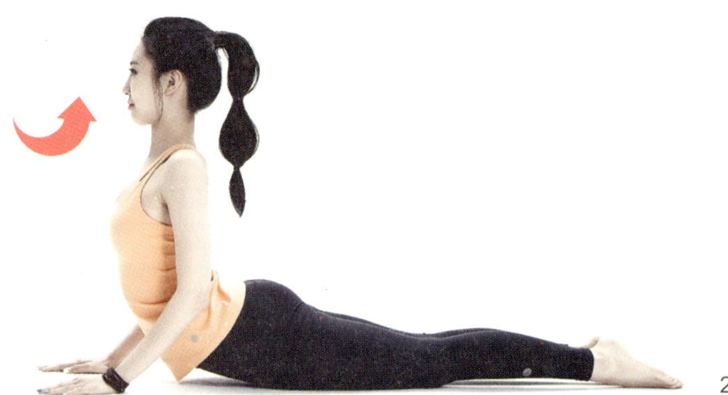

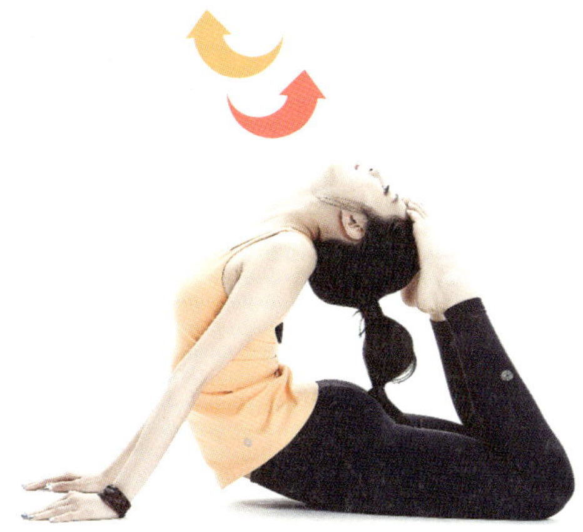

3. ★

05 코브라 자세

1. 가슴을 바닥에 두고 엎드린 자세에서 숨을 들이마신 후 손을 가슴 옆으로 짚고 숨을 내쉽니다.
2. 다시 숨을 들이마시면서 척추를 길게 늘이며 배, 가슴, 머리 순서로 부드럽게 올라옵니다.
3. 가능하다면 천천히 허리를 뒤로 젖히고 다리를 접어 머리와 가까워지게 합니다. 동작을 30~60초 유지하며 호흡한 후 반대로 자세를 풀며 내려옵니다.

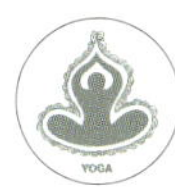

코브라 자세는 가슴을 활짝 여는 동작입니다. 가라앉은 마음도 새롭게 환기되죠. 엉덩이와 하복부의 힘으로 올라오기 때문에 엉덩이 라인이 살아나고 복부의 근력도 생긴답니다.

골반이 바닥에서 많이 뜨지 않도록 주의하세요.

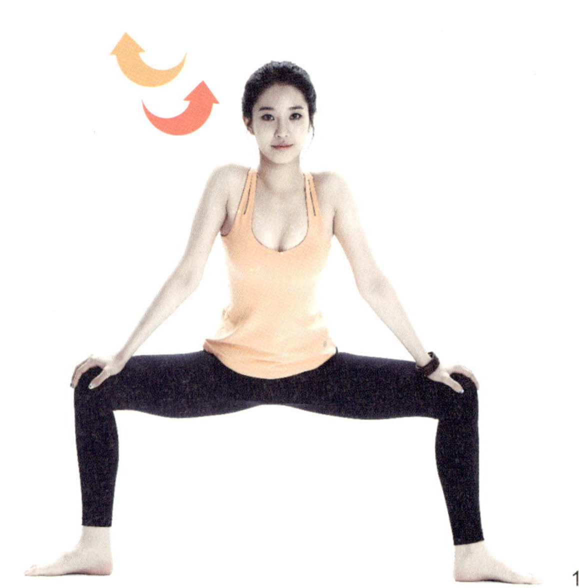

1

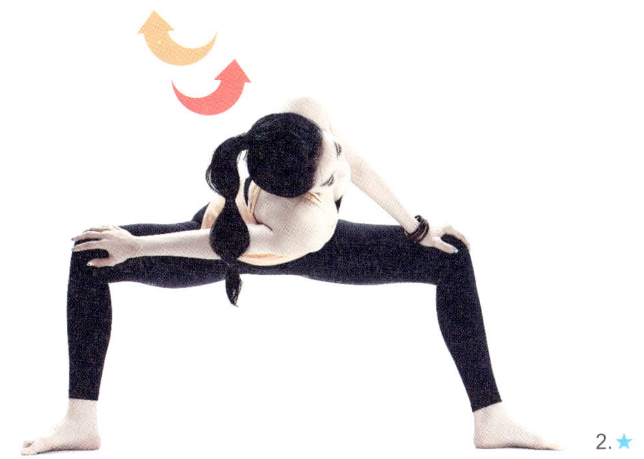

06 변형된 와이드 스쿼트 자세

1. 두 발을 어깨의 한 배 반에서 두 배 정도 벌리고 섭니다. 이때 발바닥은 60도에서 90도까지 벌립니다. 숨을 들이마시고 다시 내쉬는 호흡에 골반을 무릎 높이까지 내립니다. 이때 두 손은 무릎 위를 잡고 다리는 직각을 이루어야 합니다.
2. 앞의 자세에서 숨을 다시 들이마신 후 내쉬면서 허리를 돌려 트위스트합니다. 15초 정도 동작을 유지한 후 반대쪽도 반복합니다.

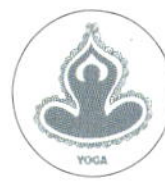

닫혀 있던 골반을 열고 허리를 비틀어 몸의 순환을 돕는 자세입니다.

골반과 무릎이 수평이 되도록 만들어 보세요.

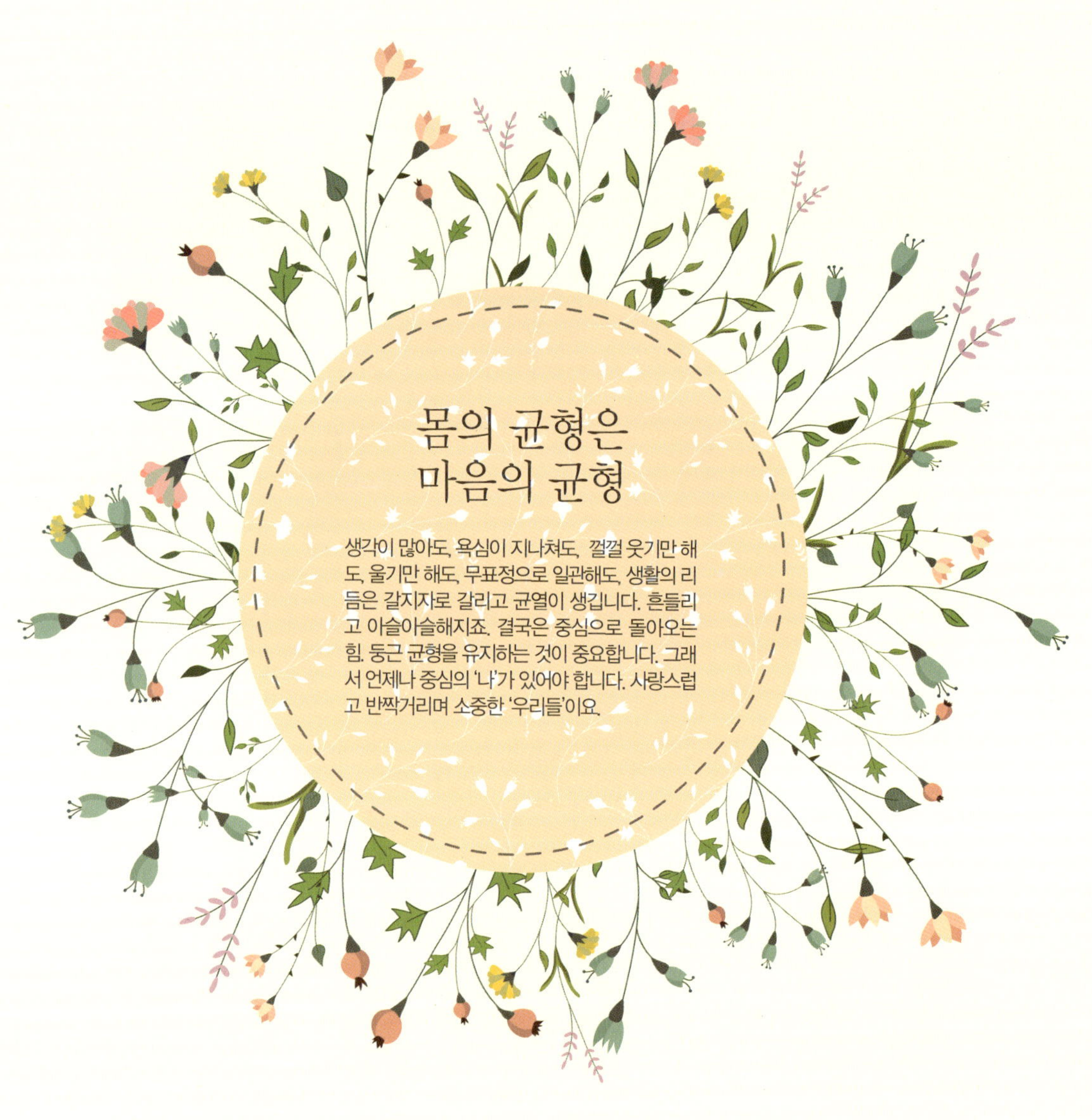

몸의 균형은
마음의 균형

생각이 많아도, 욕심이 지나쳐도, 껄껄 웃기만 해도, 울기만 해도, 무표정으로 일관해도, 생활의 리듬은 갈지자로 갈리고 균열이 생깁니다. 흔들리고 아슬아슬해지죠. 결국은 중심으로 돌아오는 힘. 둥근 균형을 유지하는 것이 중요합니다. 그래서 언제나 중심의 '나'가 있어야 합니다. 사랑스럽고 반짝거리며 소중한 '우리들'이요.

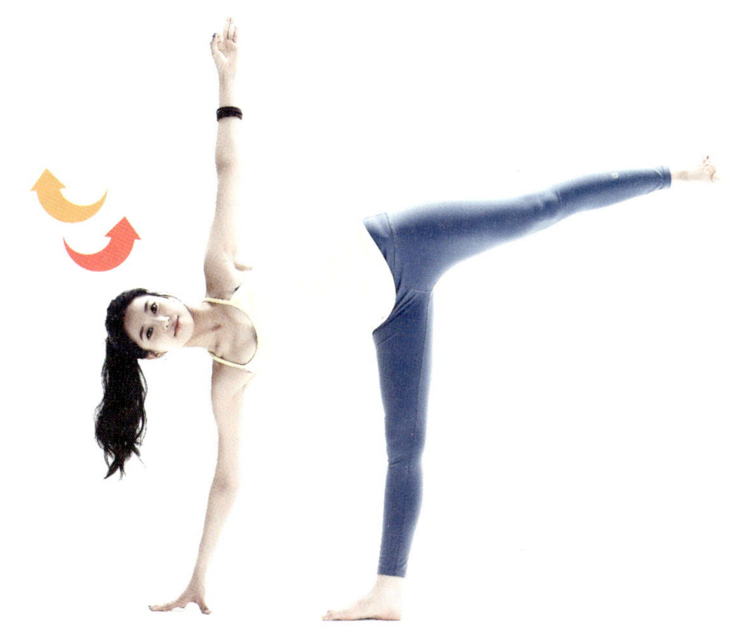

01 반달 자세

오른손을 오른발 30cm 앞에 짚습니다. 왼팔은 천장으로 뻗고 왼쪽 다리를 골반 높이까지 올립니다. 이때 시선은 위로 향하고 양팔은 직선이 되도록, 다리는 직각이 되도록 균형을 유지합니다. 무게중심을 다리가 아니라 골반 쪽으로 싣는 느낌이어야 합니다. 30~60초 자세를 유지한 후 호흡하며 반대쪽도 반복합니다.

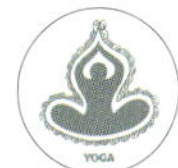

반달 자세는 몸 전체를 사용하는 동작입니다. 덕분에 전신의 피로가 풀리고 집중력도 높아지죠. 몸의 밸런스와 균형 감각은 저절로 좋아지겠지요. 복부 근력 강화, 옆구리 지방 분해 효과도 있답니다.

발과 손은 30cm 정도 간격을 유지하며 아래쪽 팔과 위쪽 팔이 일직선이 되도록 만들어 주세요.

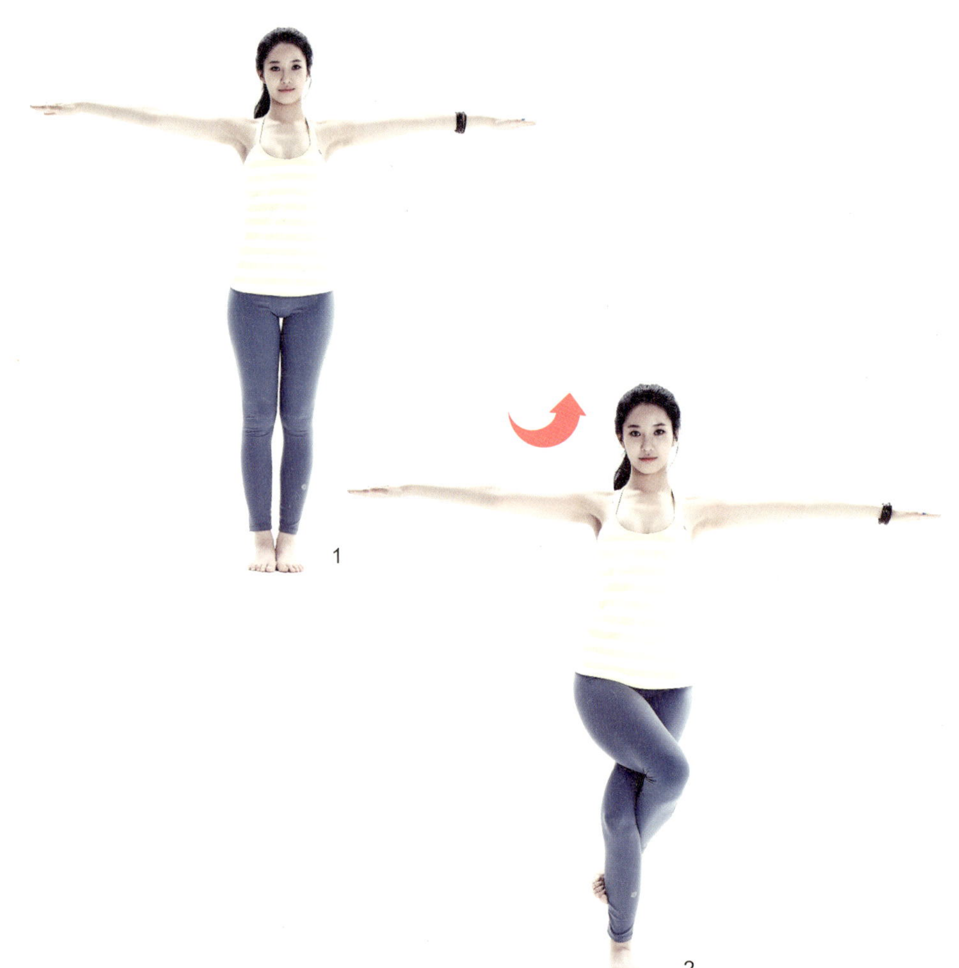

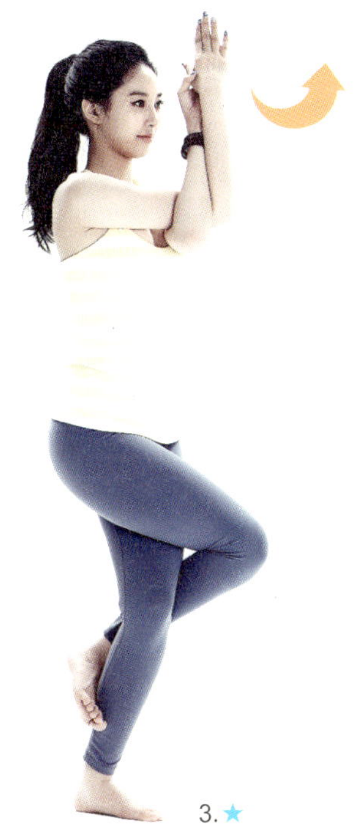

3. ⭐

02 독수리 자세

1. 양팔을 어깨 높이로 길게 펴고 섭니다.
2. 숨을 들이 마시며 왼쪽 무릎을 살짝 굽히며 오른쪽 다리를 왼쪽 다리에 두 번 감아 줍니다.
3. 숨을 내쉬며 오른팔을 왼팔 위로 두 번 감아 손을 모아 줍니다. 골반을 세워 아랫배에 힘을 주면서 자세를 30~60초 유지합니다. 반대쪽도 반복합니다.

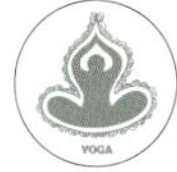 마음을 가라앉히고 집중력을 기르는 자세입니다. 손과 다리를 트위스트 한 채 골반의 수평을 유지해야 해서 균형 감각도 생기죠. 하체의 혈액순환이 원활해지면서 엉덩이 라인도 예뻐진답니다.

 골반이 한쪽으로 돌아가지 않게 중심점을 찾아주세요.

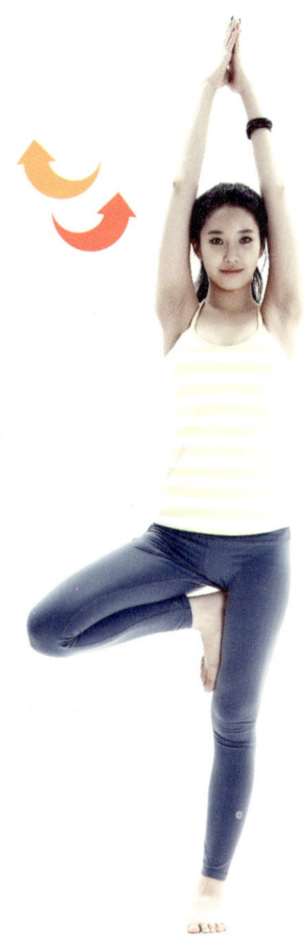

03 나무 자세

왼발에 몸의 중심을 옮깁니다. 오른쪽 발꿈치를 왼쪽 허벅지 위쪽에 최대한 가까이 닿게 합니다. 두 손은 합장하여 머리 위로 들고 척추를 곧게 펴며 중심을 잡습니다. 이때 배에 힘을 주어 엉덩이가 뒤로 나오지 않도록 주의하고 골반이 한쪽으로 기울지 않도록 합니다.

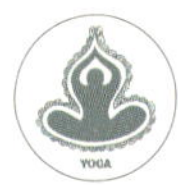

몸의 밸런스를 맞추고 균형 감각을 기르는 동작입니다. 몸의 측면 라인도 예뻐진답니다.

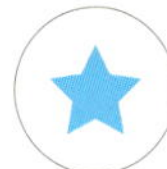

발바닥을 허벅지 안쪽을 밀어주고 허벅지는 발바닥을 밀어 중심을 잡아보세요.

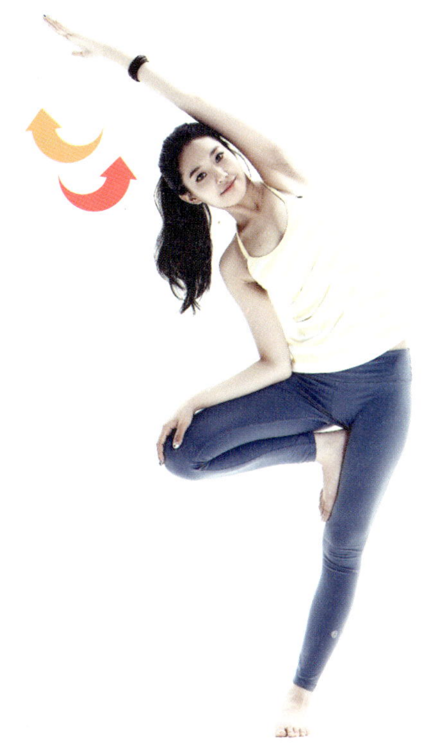

04   변형된 나무 자세

나무 자세에서 시작합니다. 오른손은 오른쪽 무릎을 잡고 왼손은 귀 옆으로 붙여 숨을 들이마시며 몸을 서서히 오른쪽으로 기울여 봅니다. 숨을 내쉽니다. 자세를 30초 정도 유지한 후 반대쪽도 반복합니다.

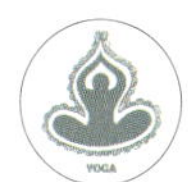

나무 자세와 변형된 나무 자세는 몸의 밸런스를 맞추고 균형 감각을 기르는 동작입니다. 몸의 측면 라인도 예뻐진답니다.

발바닥을 허벅지 안쪽을 밀어주고 허벅지는 발바닥을 밀어 중심을 잡아보세요.

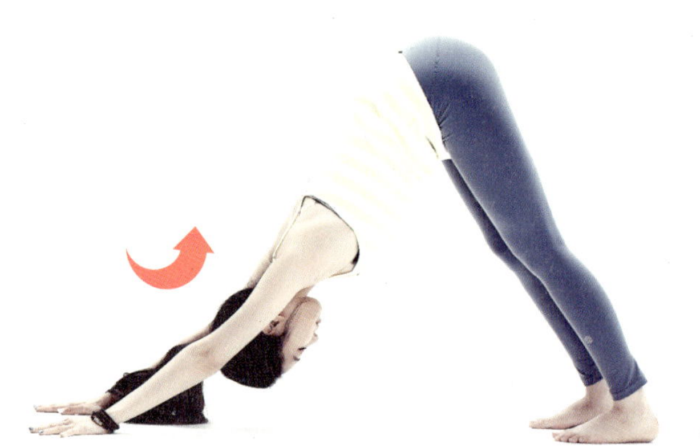

1

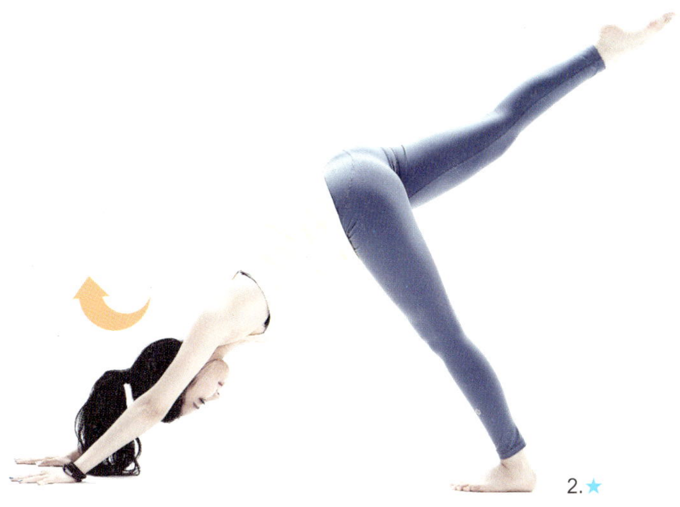

05 견상 자세

1. 가슴을 바닥에 대고 엎드린 자세에서 두 손과 두 발을 어깨너비만큼 벌립니다. 두 손으로 바닥을 밀면서 엉덩이가 천장으로 뻗어 가도록 엉덩이를 천천히 들어 올리며 숨을 들이마십니다. 이때 발꿈치는 바닥에 뜨지 않도록 하고 등은 완전히 펴 주어야 합니다. 시선은 발끝을 향합니다.
2. 오른쪽 다리를 천천히 들어 올리고 숨을 내쉬며 30~60초 자세를 유지한 후 반대쪽도 반복합니다.

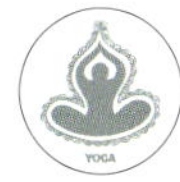 견상 자세는 어깨 라인이 예뻐지면서 팔의 근력도 기르는 동작입니다. 다리를 높게 들어 올리기 때문에 하체의 지방이 분해되어 다리가 날씬해지고 근력도 좋아집니다. 몸의 뒤쪽 라인을 빠르게 이완하여 에너지 균형도 맞춰 준답니다.

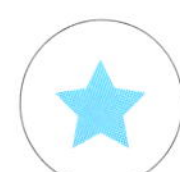 어깨를 내릴 수 있는 만큼 아래로 눌러 주세요. 발을 들었을 때 골반이 한쪽으로 돌아가지 않도록 들어 올린 다리의 골반을 안쪽으로 닫아줘야 합니다.

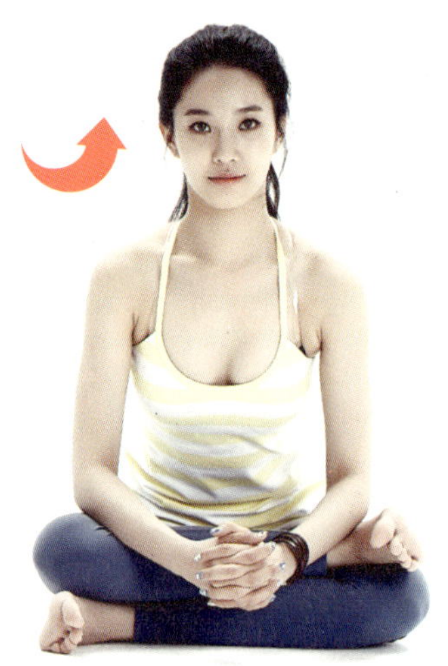

1

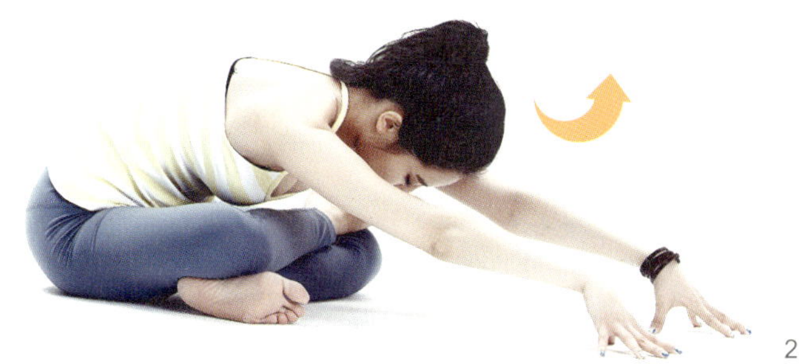

06 쌍 비둘기 자세

1. 발꿈치와 무릎이 일직선이 되도록 다리를 겹쳐 앉습니다. 상체를 약간 숙여 깍지 낀 두 손을 다리 위에 둡니다. 숨을 들이마십니다.
2. 엉덩이를 뒤로 빼고 숨을 내쉬며 척추를 곧게 편 채 서서히 상체를 숙입니다. 두 팔을 앞쪽으로 뻗어 봅니다. 동작을 30~60초 유지하며 호흡합니다.

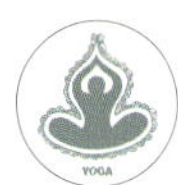

고관절과 골반, 무릎을 이완해서 활기를 불어넣는 동작입니다. 하체의 혈액순환과 유연성이 좋아진답니다.

두 발의 무릎과 발목이 일직선이 되도록 올려놓고 허리를 펴서 가슴을 밀어보세요.

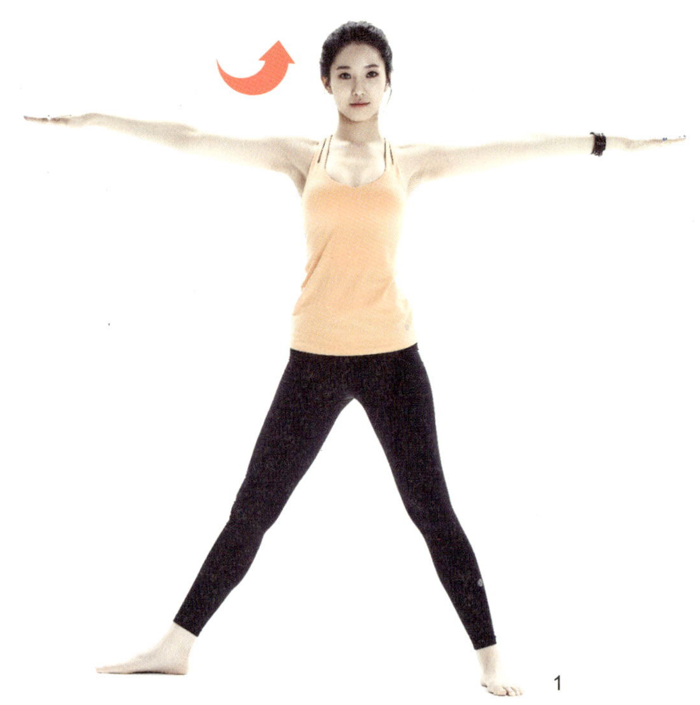

1

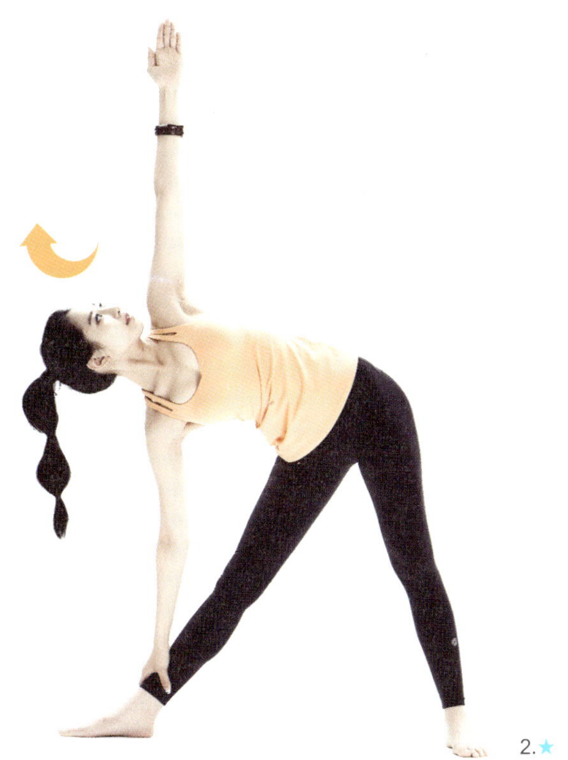

07 삼각 자세

1. 숨을 들이마시며 다리는 어깨너비의 두 배로 벌리고 팔을 어깨 높이로 뻗으며 들어 올립니다. 이때 오른발은 바깥쪽으로 90도, 왼발은 안쪽으로 10도 옮겨 딛습니다. 양 다리에 체중을 똑같이 싣고 골반은 수평이 되어야 합니다.
2. 숨을 내쉬며 상체를 틀어 옆으로 기울이며 오른손으로 오른쪽 발목을 잡습니다. 이때 시선은 반대쪽 손끝을 향합니다.

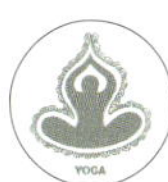

등 근육 스트레칭에 좋은 자세입니다. 몸을 비트는 동작이 하체를 단단하게 만들어 몸의 힘과 균형 감각을 강화합니다.

상체를 옆으로 숙였을 때 위쪽 팔과 아래쪽 팔이 일직선이 되도록 만들어 주세요.

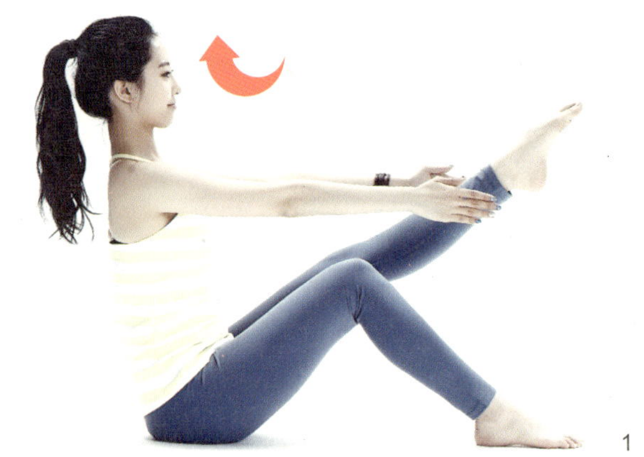

1

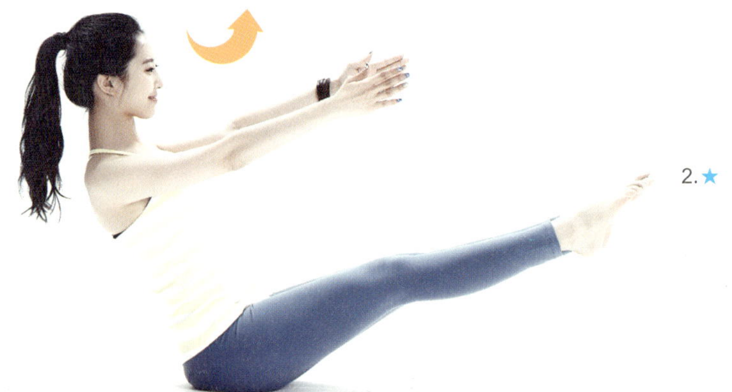

2.★

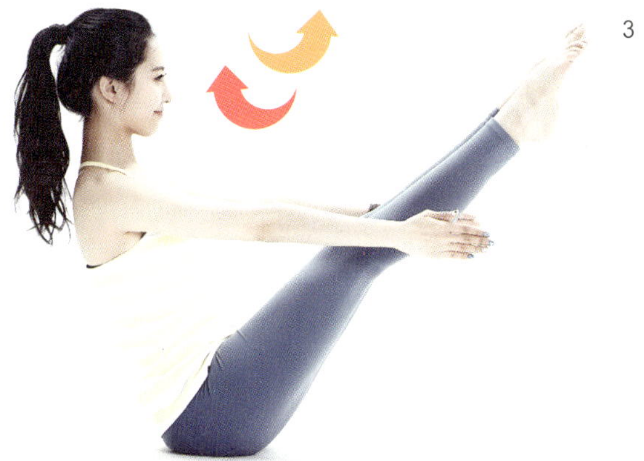

1. 무릎을 굽혀 앉은 자세에서 두 팔을 앞으로 나란히 뻗습니다. 엉덩이로 균형을 잡은 채 숨을 들이마시며 왼쪽 다리를 펴면서 들어 올립니다.
2. 숨을 내쉬며 엉덩이를 기준으로 상체와 하체의 각도가 모두 같도록 두 다리를 들어 올립니다.
3. 두 다리를 가슴 쪽으로 더 들어 올립니다. 자세를 30~60초 유지하며 호흡 한 후 같은 동작을 3회 반복합니다.

허리가 굽혀지지 않도록 척추를 반듯하게 세워주세요.

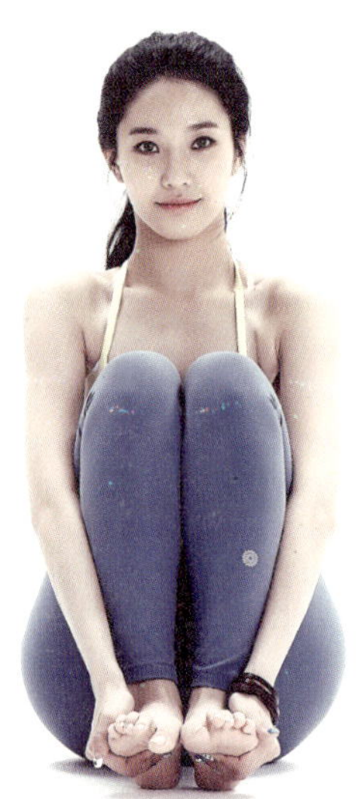

1

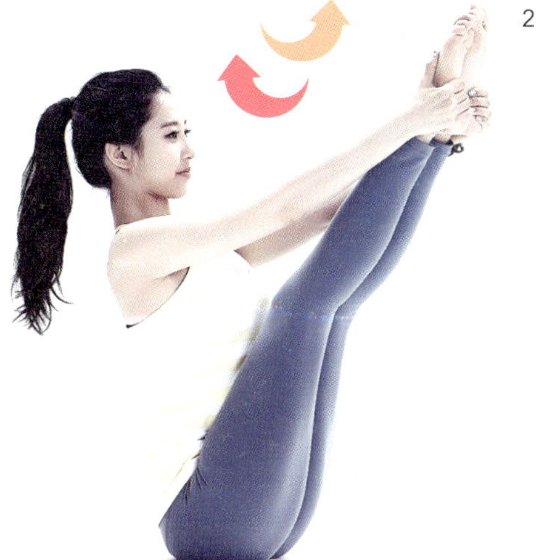

09　위를 향한 전굴 자세

1. 앉은 자세에서 무릎을 가슴 가까이 끌어당겨 오므린 후 발꿈치를 잡아 줍니다.
2. 숨을 들이마시며 발끝을 팽팽히 구부려 다리를 위로 길게 뻗은 후 숨을 내쉽니다. 이때 허리가 구부러지지 않도록 주의합니다. 동작을 30～60초 유지합니다.

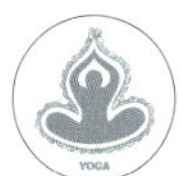

위를 향한 전굴자세는 복부의 속근육, 몸을 바로 세우는 중심 근육인 코어 근육의 힘까지 기르는 동작입니다. 허리와 다리를 스트레칭하여 몸의 밸런스와 균형 감각도 좋아진답니다.

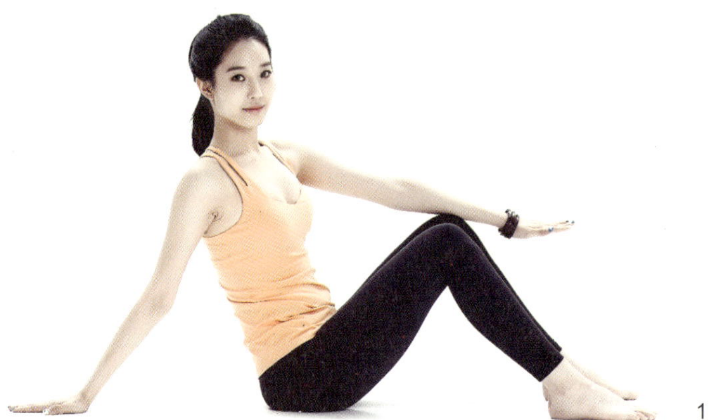

1

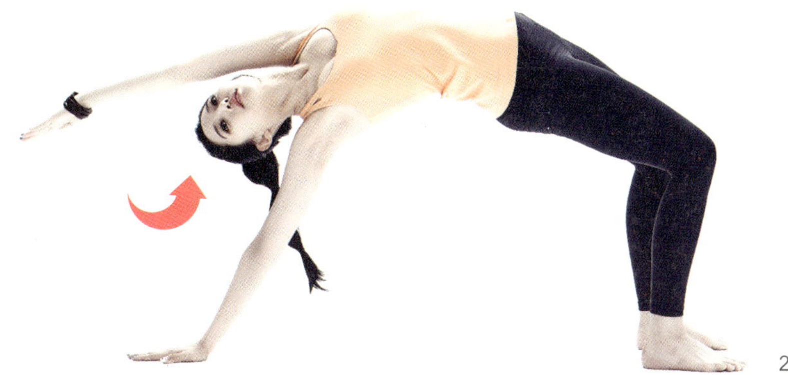

2

10 변형된 구름다리 자세

1. 무릎을 세우고 앉은 자세에서 한 손은 등 뒤를 짚고 한 팔은 무릎 위에 올려 둡니다.
2. 숨을 들이마시면서 골반을 밀어 올려 둥근 다리 모양을 만들고, 한 손은 머리 위로 뻗습니
   다. 숨을 내쉬면서 동작을 15초 정도 유지한 후 반대쪽도 반복합니다.

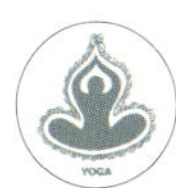

몸의 균형 감각과 팔의 힘을 기르는 동작입니다.

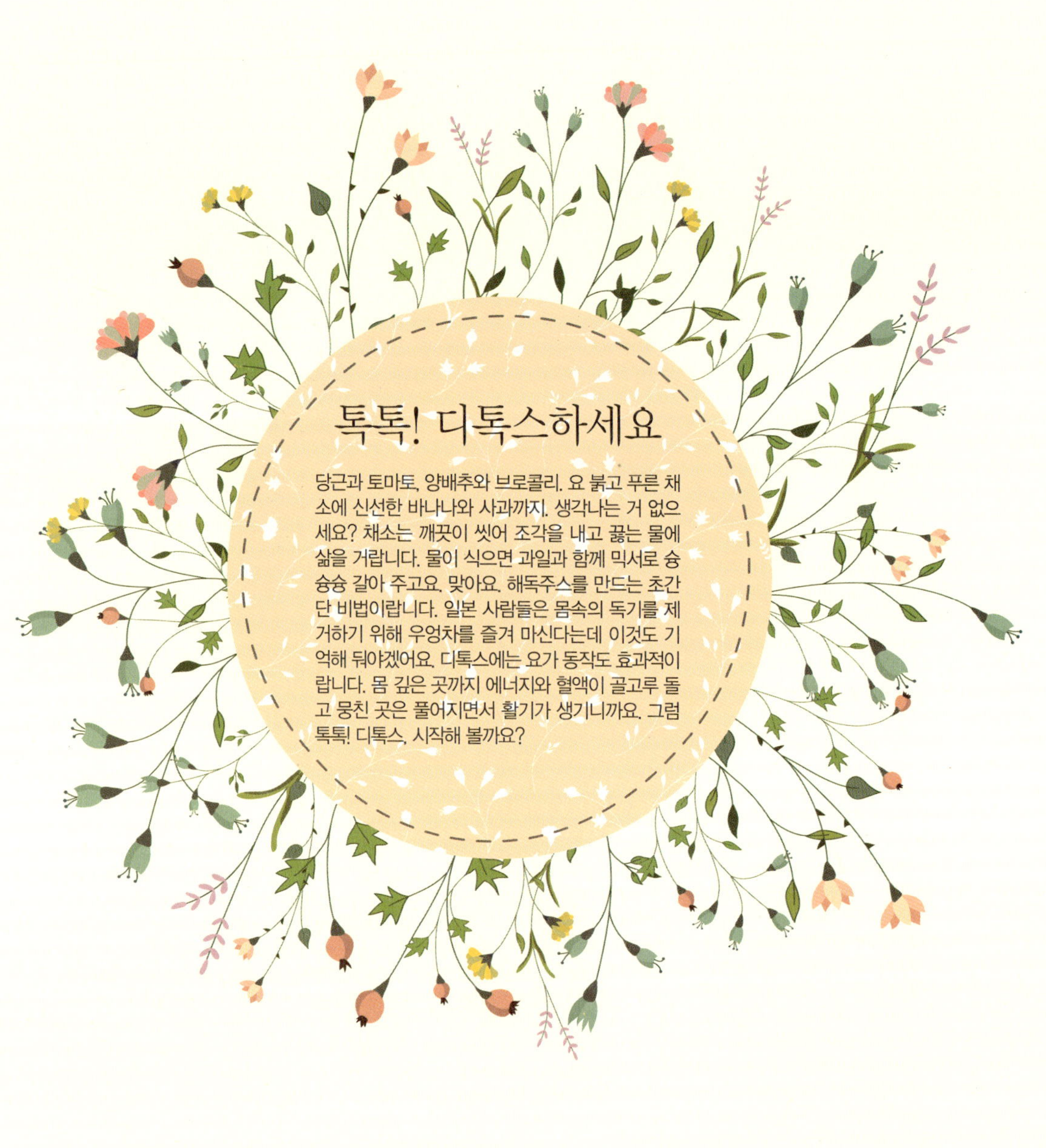

톡톡! 디톡스하세요

당근과 토마토, 양배추와 브로콜리. 요 붉고 푸른 채
소에 신선한 바나나와 사과까지. 생각나는 거 없으
세요? 채소는 깨끗이 씻어 조각을 내고 끓는 물에
삶을 거랍니다. 물이 식으면 과일과 함께 믹서로 슝
슝슝 갈아 주고요. 맞아요. 해독주스를 만드는 초간
단 비법이랍니다. 일본 사람들은 몸속의 독기를 제
거하기 위해 우엉차를 즐겨 마신다는데 이것도 기
억해 둬야겠어요. 디톡스에는 요가 동작도 효과적이
랍니다. 몸 깊은 곳까지 에너지와 혈액이 골고루 돌
고 뭉친 곳은 풀어지면서 활기가 생기니까요. 그럼
톡톡! 디톡스, 시작해 볼까요?

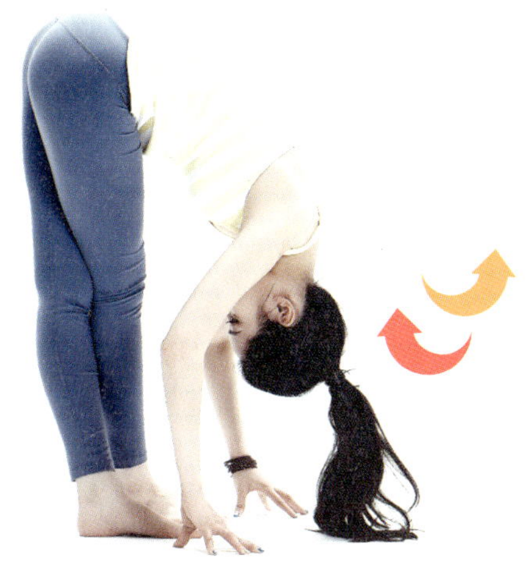

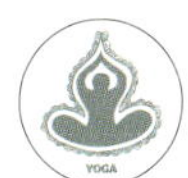 

01 변형된 전굴 자세

다리를 X자로 꼬고 서서 숨을 들이마시고 내쉬며 상체를 아래로 숙입니다. 손끝은 펴서 바닥에 댑니다. 동작을 30~60초 유지한 후 호흡하며 반대쪽도 반복해 봅니다.

다리와 복부에 자극을 주어 노폐물과 지방을 제거하고 머리의 혈액순환을 돕는 자세입니다. 목과 눈의 긴장을 풀어 줄 뿐만 아니라 생리통에도 효과적이랍니다.

상체를 앞으로 숙였을 때 무릎이 굽혀지지 않도록 펴주세요.

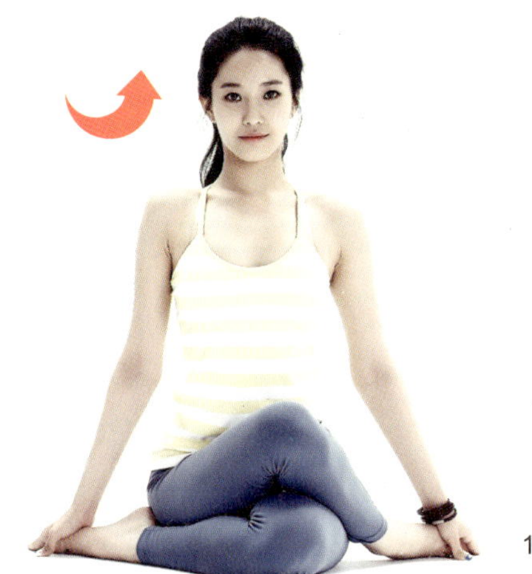

1

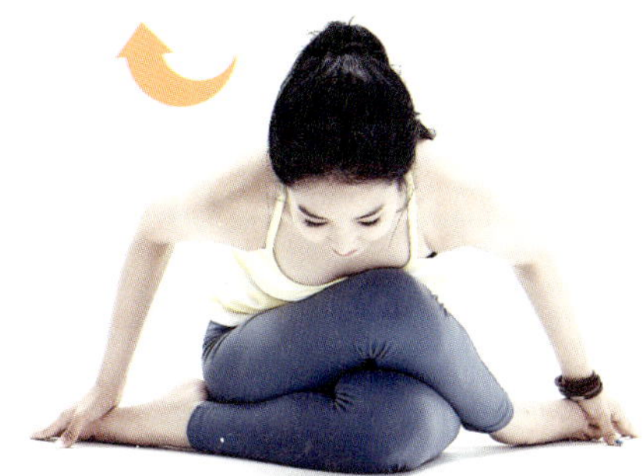

02 소머리 자세

1. 무릎이 일직선에 오도록 다리를 겹쳐 앉고 두 손은 발등을 잡습니다. 숨을 들이마시며 척추를 길게 늘입니다.
2. 숨을 내쉬면서 천천히 상체를 앞으로 숙입니다. 자세를 30~60초 동안 유지한 후 반대쪽도 반복합니다.

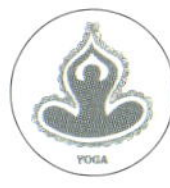 하체의 혈액순환을 돕고 지방까지 분해하는 자세입니다

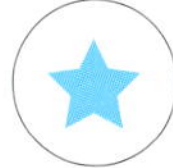 무릎과 무릎이 서로 겹쳐지도록 하고 무릎이 최대한 일직선이 되도록 만들어 주세요.

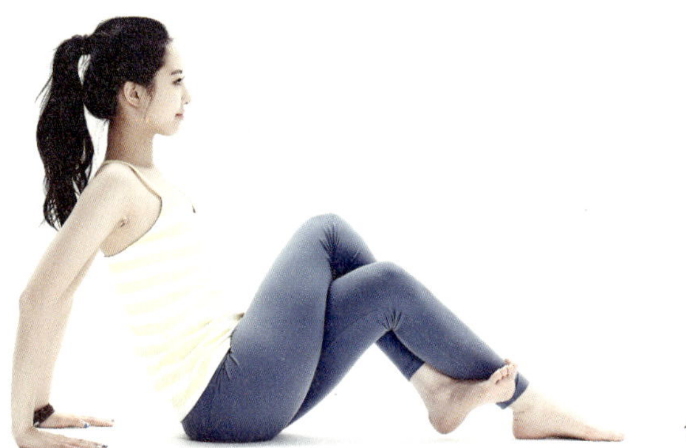

1

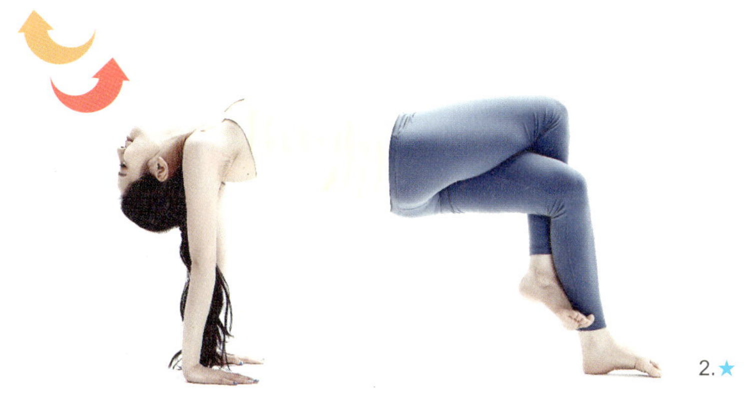

03 테이블 자세

1. 두 손은 등 뒤로 짚고 두 다리는 서로 꼬아 앉습니다.
2. 숨을 들이마시며 골반을 위로 밀어 올립니다. 손은 바닥에 짚은 채 두 팔을 뻗고 고개는 뒤로 떨굽니다. 동작을 멈추고 숨을 내쉽니다. 30초 정도 유지한 후 다리를 바꿔서 다시 해 봅니다.

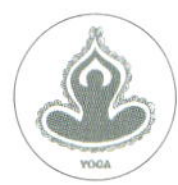

가슴을 열어 노폐물을 제거하고 다리의 부기를 빼는 자세입니다.

상체를 들어 올렸을 때 등과 허리 엉덩이가 수평이 되도록 만들어 주세요.

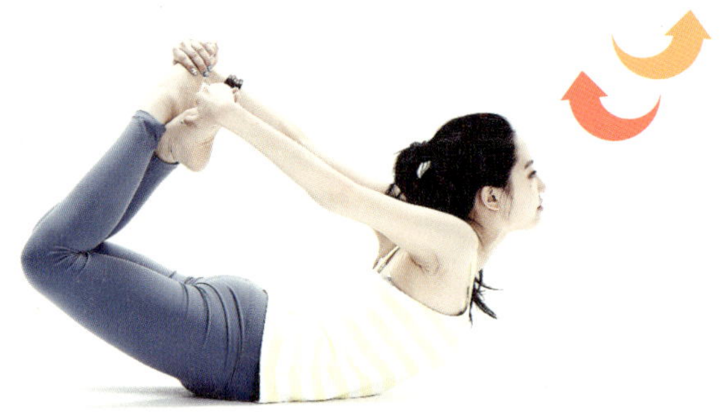

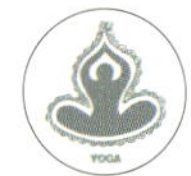

04   변형된 활 자세 1

엎드린 자세에서 숨을 들이마시며 교차한 발목을 손으로 잡고 천천히 들어 올립니다. 숨을 내쉬면서 복부의 힘으로 머리와 발이 최대한 가까워지도록 끌어당겨 봅니다. 동작을 30~60초 유지합니다.

활처럼 몸을 팽팽하게 구부리는 자세로 척추와 허리, 다리가 유연해집니다. 발목과 종아리의 순환을 도와 라인도 매끄러워지죠. 가슴이 시원하게 열리는 자세라 위로 향하는 다리의 힘을 함께 느끼며 밸런스도 되찾는답니다.

손으로 잡고 있던 발을 뒤쪽으로 최대한 멀리 밀어 보세요.

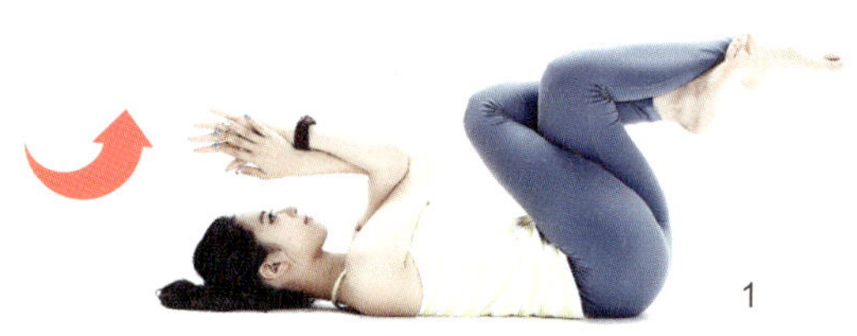

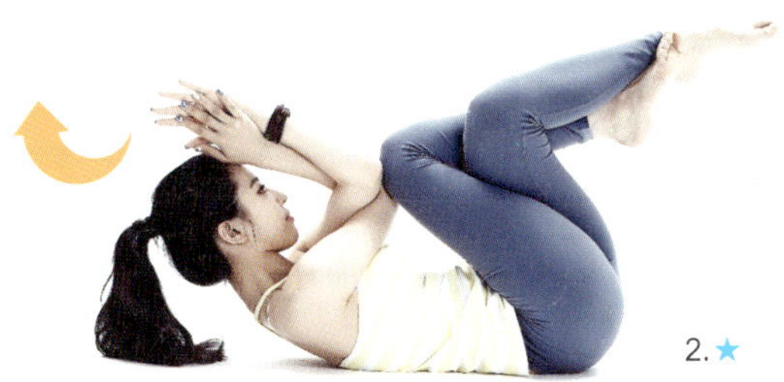

05 변형된 크런치 자세 1

1. 등을 바닥에 대고 누워서 팔과 다리를 독수리 자세 모양으로 꼬아 줍니다. 숨을 들이마십니다.
2. 숨을 내쉬면서 팔꿈치와 무릎이 가깝게 닿도록 상체를 들어 올리는데, 이때 무릎은 가슴 쪽으로 당겨야 합니다. 15회씩 3~5세트 반복합니다.

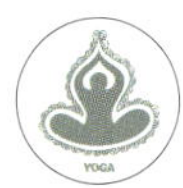

복부에 탄력이 생기고 팔다리도 날씬해지는 동작입니다. 혈액순환에도 좋습니다.

상체를 들어 올릴 때 견갑골이 바닥에 닿지 않도록 들어 올려 주세요.

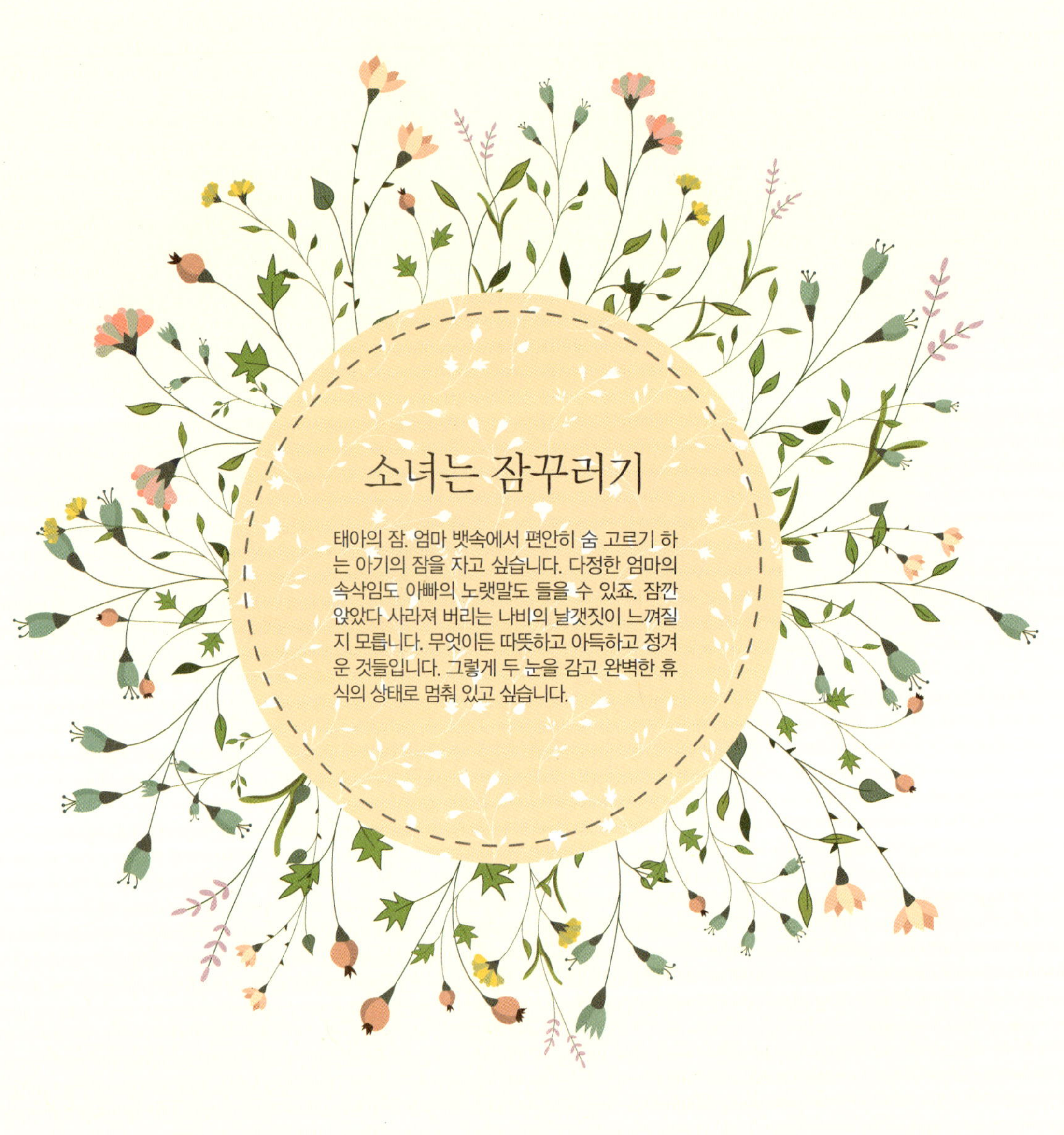

소녀는 잠꾸러기

태아의 잠. 엄마 뱃속에서 편안히 숨 고르기 하는 아기의 잠을 자고 싶습니다. 다정한 엄마의 속삭임도 아빠의 노랫말도 들을 수 있죠. 잠깐 앉았다 사라져 버리는 나비의 날갯짓이 느껴질지 모릅니다. 무엇이든 따뜻하고 아득하고 정겨운 것들입니다. 그렇게 두 눈을 감고 완벽한 휴식의 상태로 멈춰 있고 싶습니다.

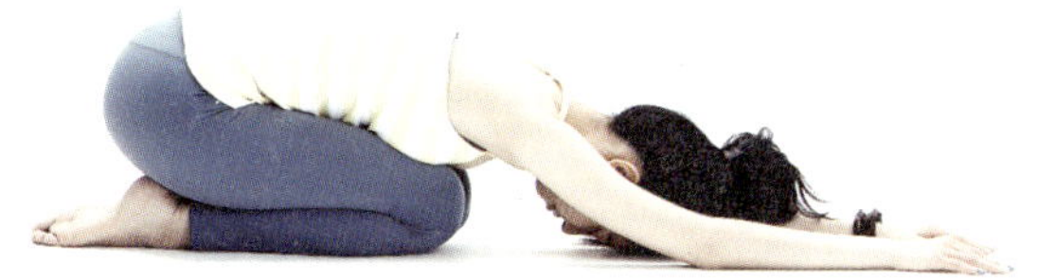

무릎을 꿇고 앉아 숨을 들이마십니다. 손을 뻗어 상체를 숙이면서 숨을 내뱉고 이마는 바닥에 댑니다. 몸의 힘을 빼고 편안하게 호흡하면서 휴식을 취합니다.

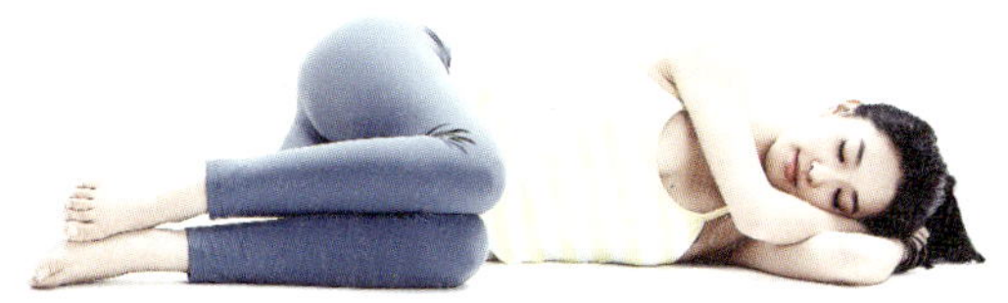

옆으로 돌아누워 팔베개를 하고 다리는 겹쳐서 구부립니다.

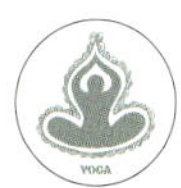

배를 웅크린 채 이마가 바닥에 닿아 안정감을 주는 자세로 소화가 잘되고 몸이 쉬는 동작입니다. 목과 어깨에 힘이 들어가지 않도록 주의합니다.

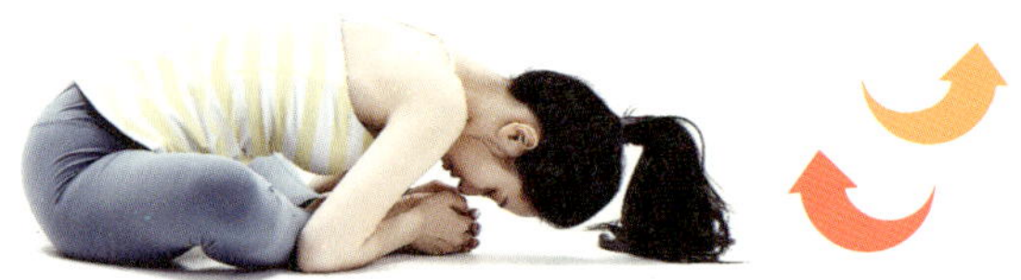

03 나비 자세

발바닥을 마주하고 앉아서 숨을 크게 들이마십니다. 팔꿈치를 빼며 발등을 쥐고 숨을 뱉으면서 천천히 상체를 숙입니다. 발과 가슴이 최대한 가까워지도록 하고 이마는 바닥 가까이, 엉덩이는 최대한 뒤로 빼 줍니다.

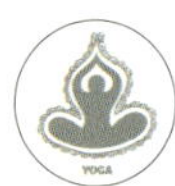 골반을 열고 상체를 이완하는 동작입니다.

 평소에 하는 나비자세보다 두발을 치골에서 더 멀리 떨어트려 주세요.

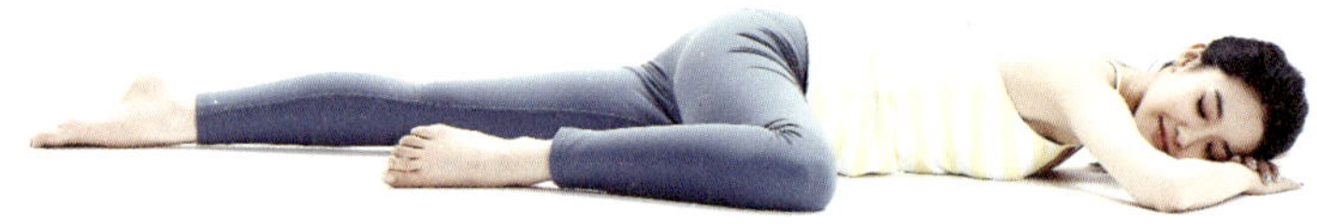

04 옆으로 엎드린 자세

가슴을 바닥에 대고 엎드린 자세에서 한쪽 다리는 직각으로 만들고 두 손은 서로 겹쳐 그 위로 얼굴을 올려 둡니다. 천천히 호흡하며 휴식을 취합니다.

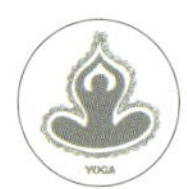 마음이 진정되고 편안히 쉴 수 있는 자세입니다.

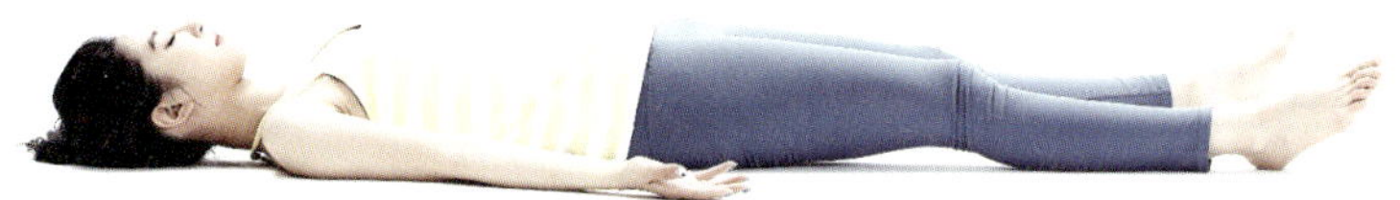

05 송장 자세

무릎을 구부리고 누운 자세에서 한 손은 배에, 한 손은 가슴에 얹습니다. 천천히 호흡하며 휴식을 취합니다.

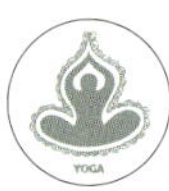

허리에 무리를 주지 않고 휴식을 취하는 자세입니다.

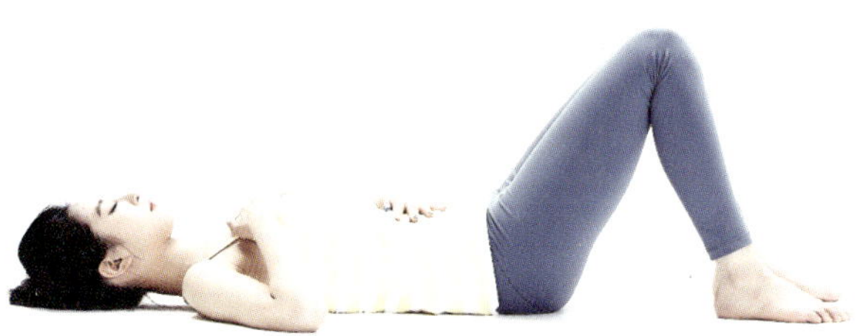

06 누운 휴식 자세 2

등을 바닥에 대고 누운 자세에서 두 다리의 간격을 넓히고 손은 몸 옆으로 붙여 바닥을 위로 향하게 한 후 힘을 뺍니다. 천천히 호흡하며 휴식을 취합니다.

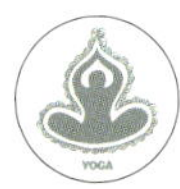

요가 동작을 한 후 이 자세를 취하면 몸 전체가 천천히 풀리면서 이완되는 느낌을 받습니다.

베스티 다혜와 함께 하는 걸 그룹 요가

Chapter 2

다혜처럼! 찰떡궁합 요가

Dahye's Healing Song

기분은 살랑살랑, 마음은 말랑말랑.

명상용 요가 음악은 아니지만 들으면 행복해지는 나만의 힐링 송을 공개합니다.

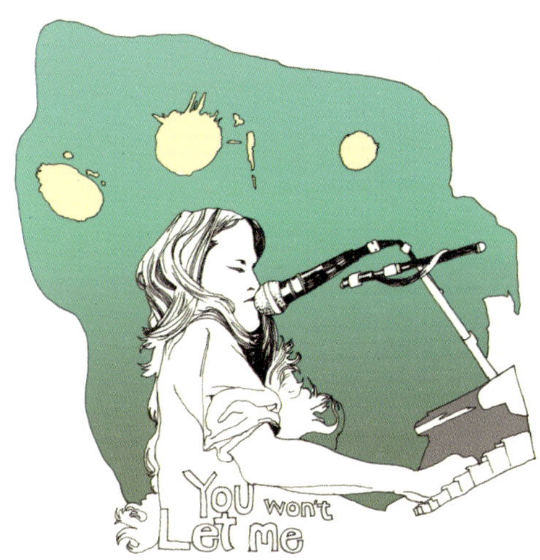

Rachael Yamagata | You won't let me

〈chesapeake〉 앨범의 타이틀 곡이기도 한데 천천히 전개되던 피아노 소리가 드럼 비트를 만나면서 풍성해지죠. 레이첼 야마가타의 허스키하면서도 감성적인 목소리는 마음 저 깊은 곳을 비추는 것만 같아요. 어두운 밤에 작은 손전등을 켠 것처럼 마음의 붉을 밝히고 음미하게 합니다.

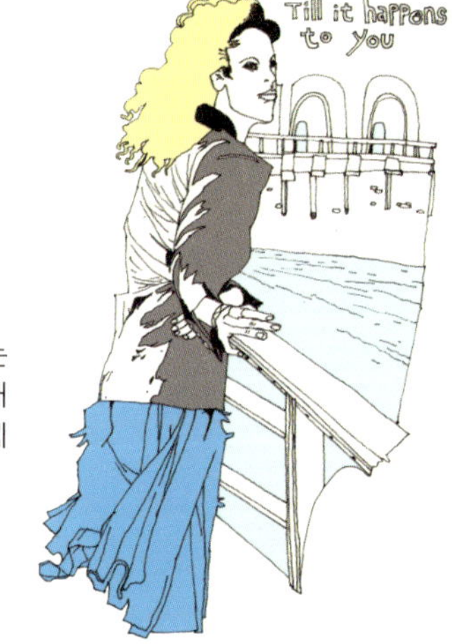

Corinne Bailey Rae | Till it happens to you

코린의 낮은 목소리와 조용한 기타 선율이 마음을 차분히 이끄는 노래랍니다. 그녀는 마시멜로처럼 부드럽고 달콤한 목소리가 매력인데, 이런 곡도 잘 소화하는 것 같아요. 따끈한 우유 한잔 데워 놓고 들으면 가만히 하루를 돌아보게 됩니다.

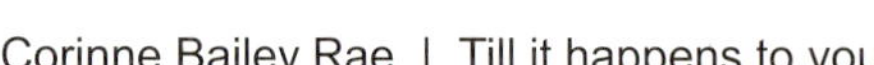

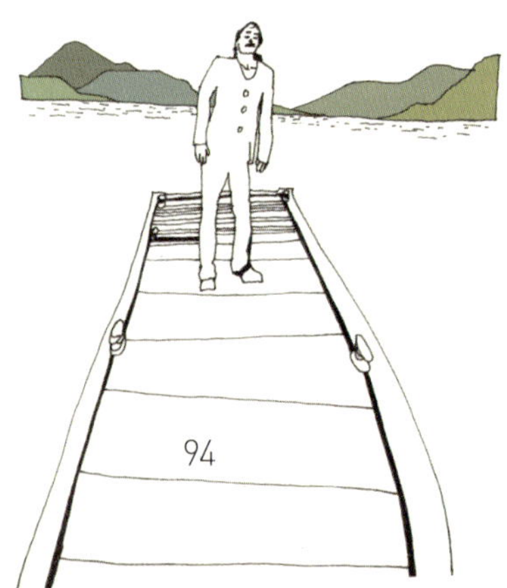

Demien Rice | My Favourite Faded Fantasy

2014년 11월, 드디어 데미안 라이스의 세 번째 앨범이 나왔습니다! 다들 쌀아저씨 아시죠? 영화 〈클로져〉의 첫 장면부터 통으로 흐르던 그의 노래 'The blower's Daughter'는 지금도 귀에 쟁쟁하답니다. 기다리던 그의 세 번째 앨범 역시 심장을 어루만져 잡아 주었는데요, 요즘은 이 노래로 버티고, 힘을 얻고, 치유받는답니다.

Goldfrapp | Annabel

아득한 곳으로 이끌어 주는 꿈이 목소리. 제게는 골드프랩의 노래들이 그래요. 영국의 일렉트로닉 팝 듀오인 이들의 〈Tales of us〉 앨범에서 제가 가장 좋아하는 곡은 바로 '애너벨'. 노래를 들으면서 유튜브에 올라온 뮤직 비디오의 영상을 떠올리곤 한답니다. 가만히 눈을 감고 숲 속의 애너벨을 그리다 보면 어느새 마음이 평화로워지는 걸 느껴요.

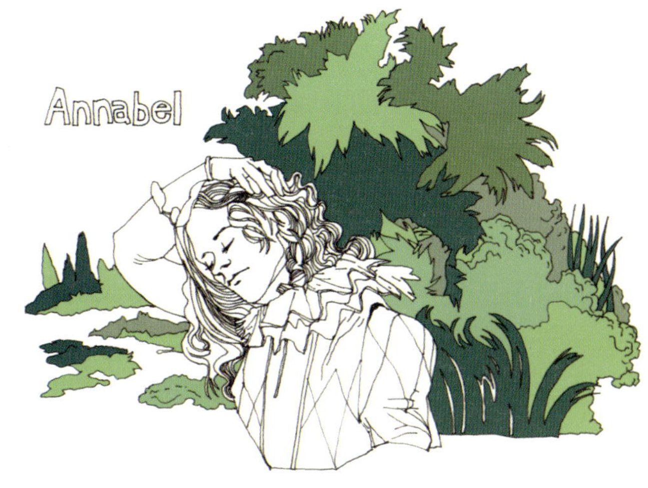

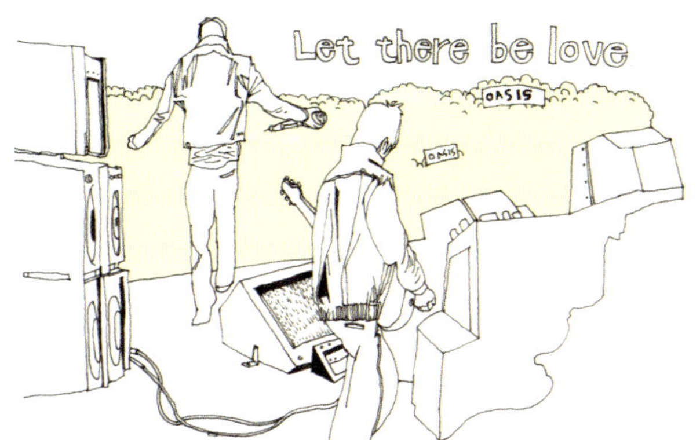

Oasis | Let there be love

어깨를 다독이며 용기를 주는 노래예요. "우울해하지 말고 지친 눈을 거둬. 세상이 널 기다리고 있잖아." "네가 잘 버텨 준다면 모든 건 지나갈 거야." 하고 말하는 가사가 딱 그렇죠. 형제 간의 불화로 해체된 지 오래지만 이 곡은 노엘 갤러거, 리암 갤러거의 목소리가 다정하게 들린답니다.

Cold Play | Fix you

"최선을 다했지만 이루지 못했을 때" "원하는 것을 얻었지만 필요한 것이 아닐 때" "피곤한데도 잠들지 못할 때". 보컬 크리스 마틴이 부드럽고 섬세한 음색으로 들려주는 가사의 흐름이 말 그대로 ' 위로의 시 '가 되는 노래입니다. ' fix you '라는 제목도 그렇고요. 베갯머리에 흐르는 눈물의 감촉, 그 얼룩을 어루만지며 듣는다면 정말 큰 힘이 된답니다.

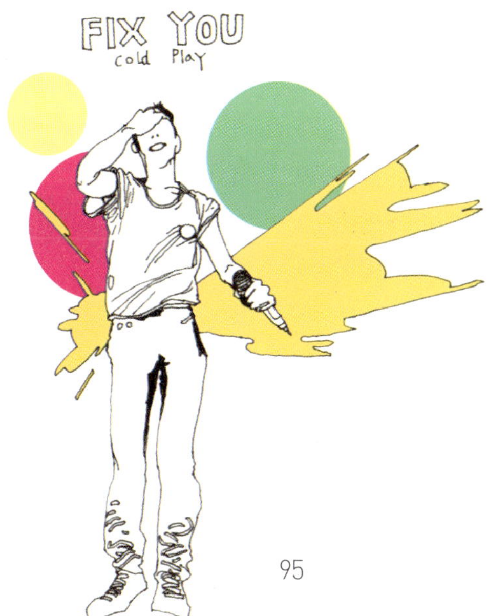

Dahye's Secret Healing Item

누구라도 그러하듯이, 소소하고 작은 것들에 큰 위안을 얻는답니다.
별것 아니지만 짧고 큰 악수를 건네는 저의 힐링 아이템을 공개할게요.

Teddy Bear

밤마다 꼭 껴안고 자는 곰 인형이 있어요. 지친 하루를 마감하면 편안한 잠으로 이끄는 좋은 친구죠. 처음엔 그 폭신한 감촉이 좋아서 안고 잤는데 지금은 녀석이 없으면 잠을 이루지 못할 정도랍니다.

Aroma Candle

침묵이 간절해지는 밤에는 초를 켜고 싶어요. 깊은 고요 속에 몸을 맡기고 싶어지죠. 특히 좋아하는 향은 자주 뿌리는 향수이기도 한 에르메스의 'un jardin' 향이랍니다. 까만 밤에 그윽하게 타오르는 촛불과 정원의 아침이슬 같은 향이 묘하게 어울리죠. 오렌지빛 촛불과 향, 그리고 내가 말없이 존재하는 그 느낌이 참 아늑하답니다.

Earphone

길을 걸을 때나 버스, 지하철 안에서 이어폰이 없으면 허전해요. 이어폰은 그곳이 어디든 수많은 군중 속에서 저만의 시간 속으로 빠져들게 하는 타임머신 같은 거니까요. 이어폰을 꽂고 노래를 듣노라면 커다랗고 투명한 풍선 속에 들어간 것 같답니다. 혼자서 자기만의 세상을 둥둥 떠다니는 섬처럼 말이죠. 말없이 자신의 풍경에 들어가는 것! 꽤 중요한 힐링 포인트랍니다.

Pencil

하얀 백지 위에 끼적끼적, 초승달을 그리기도 하고 내 이름 석 자를 적어 보기도 하죠. 아무 생각 없이 떠오르는 대로, 손가락이 뻗어 나가는 대로 낙서하기를 즐긴답니다. 쓸데없이 소란거리던 걱정들도 사그라지고 머릿속도 가벼워지죠. 이럴 땐 사각거리는 소리가 정겨운 연필이 최고랍니다.

Photo

어릴 적 사진도 좋아요. 유치원 가방을 멘 채 울고 있다거나, 예쁜 원피스를 입고 팔랑팔랑 웃고 있다거나, 아니면 부모님의 결혼식 사진도 좋답니다. 청춘의 반짝임으로 가득한 어머니 아버지의 얼굴은 보는 것만으로도 미소가 지어지니까요. 옛날 사진 들여다보기! 향수에 젖어들면서 바쁜 일상의 쉼표를 찍는 소중한 시간이랍니다.

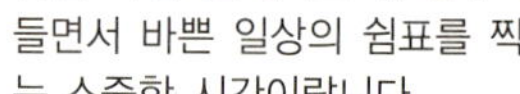

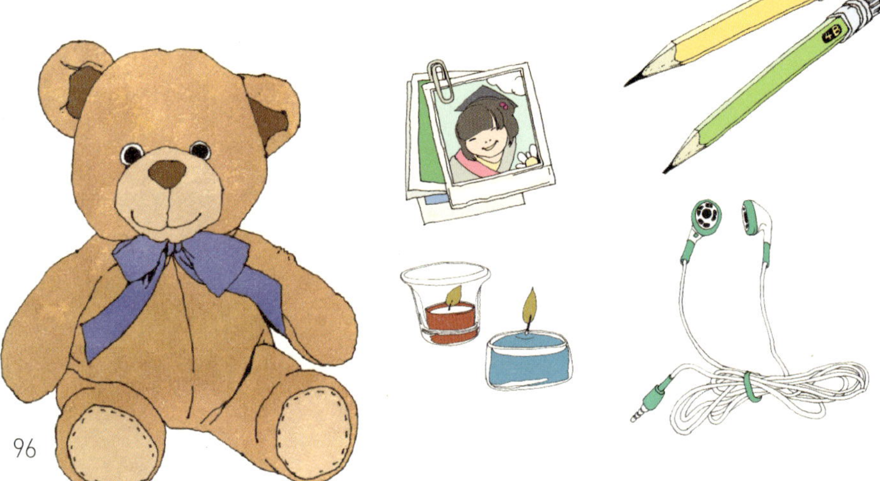

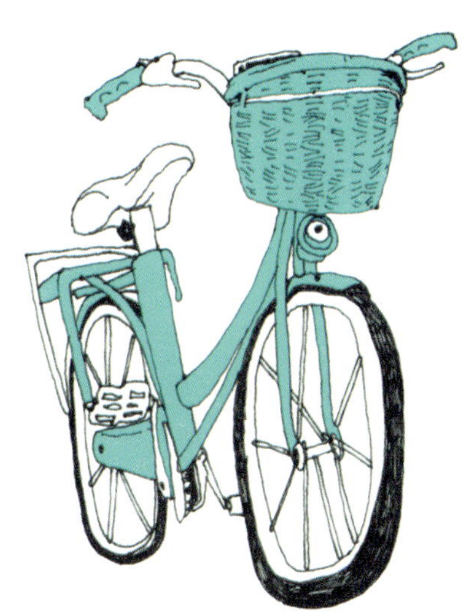

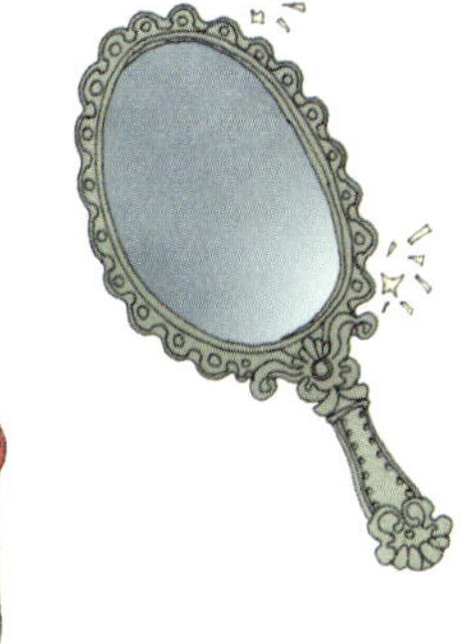

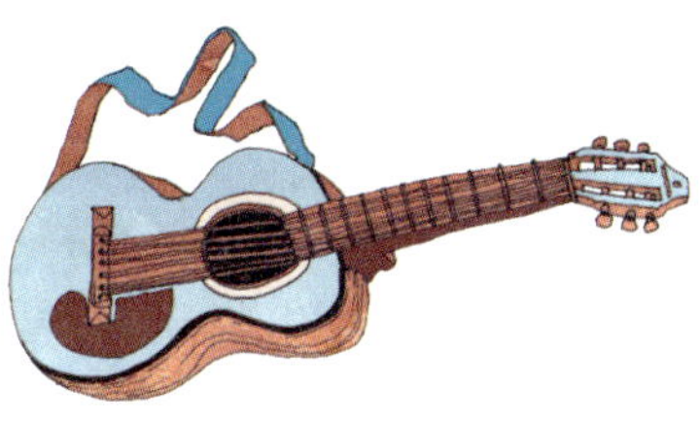

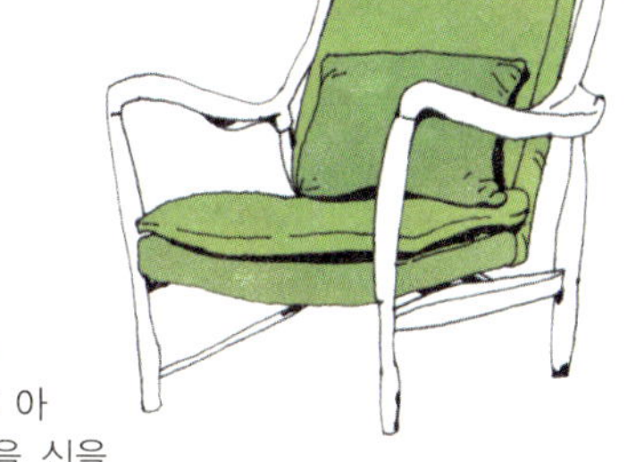

Bicycle

속도가 문제예요. 너무 빠르고, 정신없고, 쉴 새 없다 보면 머리가 멍해지고 가슴마저 답답하답니다. 앞을 보면서 열심히 뜀박질하는 것도 필요하지만 때론 빠른 속도로 달리는 시간 속에서 잠시 내려서고 싶어요. 그 느림을 회복하는 데 필요한 제 일상의 아이템이 바로 자전거랍니다. 서서히 페달을 굴리며 라일락 향기도 음미하고 재빨리 사라지는 골목길 길냥이의 뒷모습도 보고 말이죠.

Guitar

영화 〈Before sunset〉 기억하세요? 까만색 롱 원피스를 입은 줄리 델피가 침대 맡에서 기타를 치며 노래 부르는 장면이 있죠. 그때부터일까요? 내가 노래를 하고 싶다는 꿈을 꾼 것이. 하지만 아닐지도 몰라요. '가수의 꿈' 하면 정말 많은 장면이 스쳐 지나니까요. 하지만 가끔 잘 치지도 못하는 기타를 팅기며 노래를 부를 땐 그녀처럼 시간 속에, 추억 속에, 소중한 기억 속에 가만히 잠겨 본답니다.

Socks

발이 시리면 마음도 시린 것 같아요. 아무것도 신지 않은 맨발을 보고 있으면 외로워도 보이고요. 하루 종일 지치고 힘들었을 두 발에 대한 고마움의 표시 랄까요? 하루 일정을 마치고 샤워한 후 아주 부드러운 면양말을 신을 때면 기분까지 포근해진답니다.

Mirror

공주병 환자는 아니고요. 거울이 힐링 아이템이 된 이유는 무엇보다 지금의 나를 점검할 수 있기 때문이랍니다. 거울 속의 나를 들여다보노라면 마음이 어떤지, 눈빛이 어떤지 알 수 있으니까요. 거울을 보며 집을 나설 땐 '그래, 잘할 수 있어'라는 용기를 북돋기도 한답니다. 가만히 응시하다 보면 '나라는 사람'의 내면과 외면이 의외로 정확히 보이기도 한답니다.

Chair

지치면 가장 먼저 찾는 것이 의자랍니다. 몸과 마음이 지치면 눈을 돌리고 앉을 곳을 찾는 거죠. 작은 스툴에 혼자 앉아도 좋고 널찍한 벤치에 친구와 함께 나란히 앉아도 좋아요. 의자는 혼잣말을 하기도 조근조근 담소를 나누기도 좋으니까요. 하지만 요즘처럼 바쁠 때는 바닷가의 널찍한 바위 혹은 산속의 작은 나무 등걸에 나른히 앉아 있고 싶은 마음이 간절하답니다.

Yoga Drink & Food

요가를 하고 나면 배가 고파요. 그래서 요리하고 싶어요.
나만의 레서피로 쉽고 빠르게! 물론 건강도 챙긴답니다.

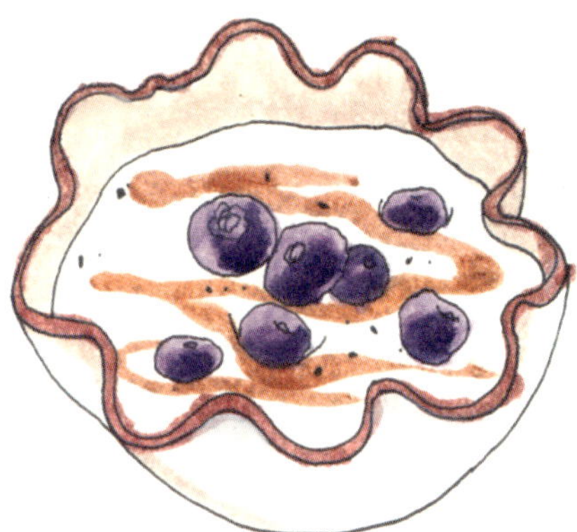

Blueberry Yogurt | 블루베리 동동 요구르트

가끔은 혼자 나른하지요. 그럴 때면 먼저 커다랗고 투명한 유리 볼을 준비해요. 홈메이드 플레인 요구르트에 메이플 시럽을 조금 넣어요. 알이 탱탱한 생블루베리를 씻어 넣어요. 바람 한 입! 나 한 입! 하늘 한 입! 계속 나 한 입!

Mulberry Milk Shake | 꽃보다 오디 셰이크

오디는 뽕나무의 검붉은 열매랍니다. 6월의 산에는 지천이지요. 깨끗이 씻은 오디와 설탕을 반반 섞어 병에 담으면 오디 효소! 먼저 오래된(석 삼 년은 있어야 해요) 오디 효소 한 병 구해요. 그리고 믹서에 우유 한 컵과 오디 효소를 넣고 섞어요. 꽃보다 탐스러운 오디 셰이크 한잔 하실래요?

Corn Cheese Gratin | 옥수수 알알 치즈 그라탕

옥수수를 푹 삶아요. 알알이 긁어 내지요. 작고 오목한 팬에 버터 몇 조각 깔고 옥수수 알 소복소복 뿌려요. 모차렐라 치즈를 듬뿍 올려요. 치즈가 녹을 때까지 천천히 가열해요. 포크로 돌돌 말아 호호 불어 가며 Yummy!

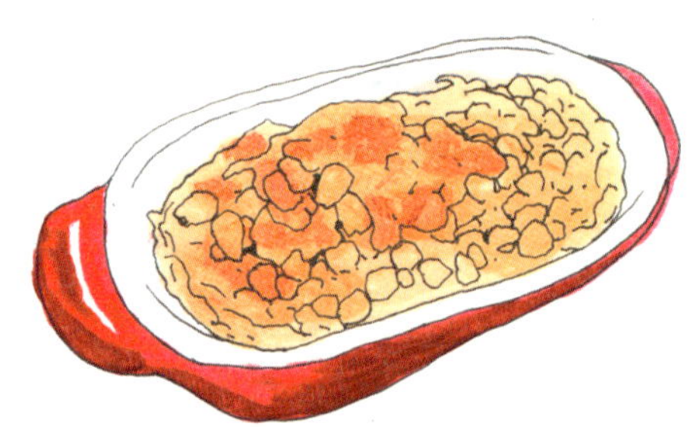

Organic Green Salad | 텃밭 채소 샐러드

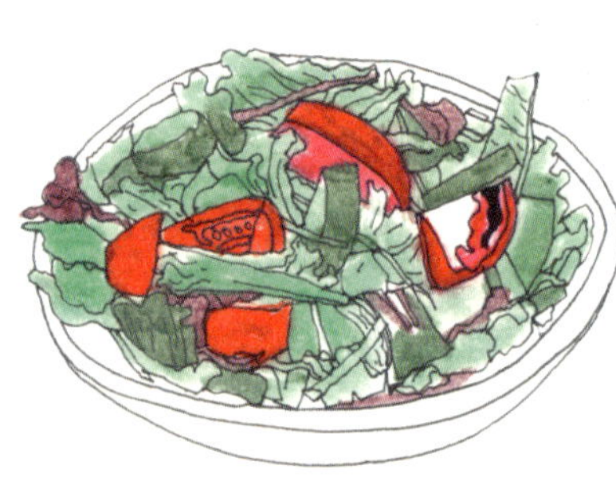

텃밭에 채소 좀 있나요? 널찍한 나무 화분에 이것저것 길러도 좋아요. 토마토, 푸른 치커리, 붉은 치커리, 로메인… 채소는 깨끗이 씻어서 물기를 빼요. 가장 눈길이 가는 샐러드 볼에 담아 볼까요? 소스는 어렵지 않아요. 어느 집에나 있는 매실 엑기스와 올리브 오일을 반반씩 섞고, 여기에 참깨 한 줌 넣어 들들 손절구로 갈고, 소금은 조금만 넣으면 끝. 모두 섞어 싱싱한 채소에 뿌리면 됩니다.

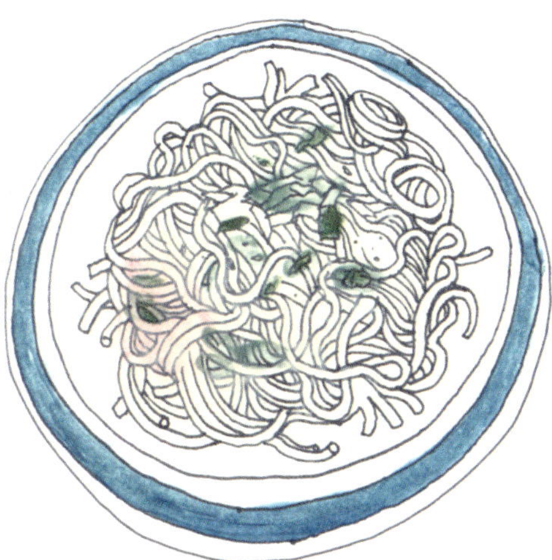

Aglio Olio Pasta | 알리오 올리오 파스타

영화 〈아메리칸 셰프〉 봤어요? 아주 간단하면서도 매혹적인 파스타 요리가 나와요. 포인트는 생바질! 없으면 말린 파슬리 가루도 좋아요. 먼저 팬에 올리브 오일을 아주 듬뿍 과하다 싶을 정도로 붓고 얇게 저민 마늘을 넣어 갈색이 돌 정도로 튀겨요. 여기에 삶은 파스타면을 넣지요. 그리고 잘게 채 썬 바질을 넣어 휘휘 버무려요. 어때요? 군더더기 하나 없는 최고의 파스타 알리오 올리오 랍니다.

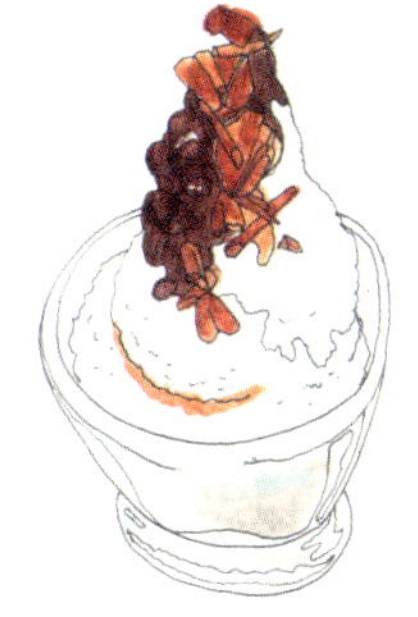

Dried Persimmon Ice | 달달 쫄깃 곶감 빙수

곶감은 한겨울 간식이죠? 하지만 냉동실에 넣어 두면 자연이 만든 달달 쫄깃함을 한여름에도 즐길 수 있답니다. 요 곶감 좀 꺼내 먹어 볼까요? 얼음을 빙수기에 넣고 갈아요. 팥과 우유는 조금, 잘게 썬 곶감은 듬뿍 넣어요. 어때요, 두 계절을 만난 소감이?

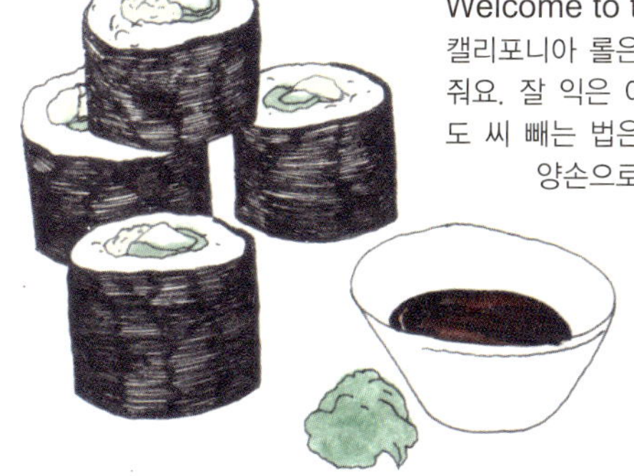

Welcome to the Hotel California | 호텔 캘리포니아 롤

캘리포니아 롤은 간단한 재료로 특별할 것 없는 식탁을 근사하게 만들어 줘요. 잘 익은 아보카도와 고추냉이 간장이 없으면 안 되지만요. 아보카도 씨 빼는 법은 아시나요? 씨를 중심으로 빙 둘러 깊숙이 칼집을 내고 양손으로 비틀면 OK! 참치는 마요네즈와 버무려 놓고요. 아보카도, 오이, 단무지 등은 길쭉길쭉하게 잘라요. 자, 납작한 접시에 정사각형으로 자른 김을 깔아요. 그 위로 밥을 펴고 참치를 얹고 아보카도 등의 재료도 하나씩 얹어요. 그리고 김밥 말듯 말아 줘요. 한 손에 쥐고 고추냉이 간장에 살짝 찍어 먹으면 끝! 알싸하면서도 부드럽고 시원한 풍미가 가득 씹힌답니다.

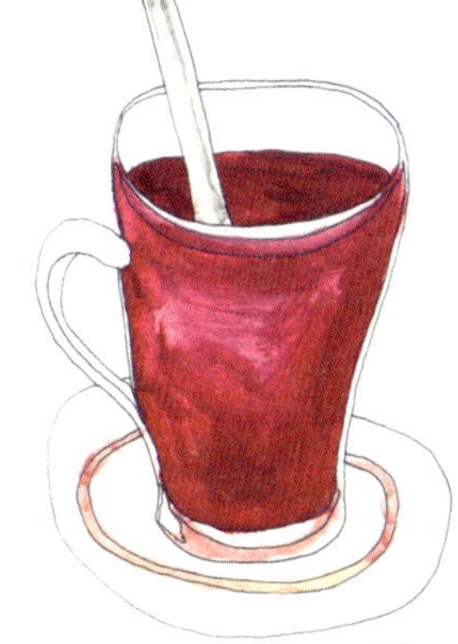

Vin Chaud Fever | 한번도 사랑하지 않은 것처럼 뱅쇼

어떤 나라 사람들은 추운 겨울, 감기에 걸리면 뱅쇼를 먹는다죠? 몸의 감기가 아니더라도 마음 한편 감기 든 날, 과일과 함께 진한 레드 와인을 끓여 보는 건 어때요? 와인 한 병을 쏟아 붓고 레몬과 오렌지, 사과 등을 썰어 넣어요. 포인트는 시나몬 스틱(두 조각 정도)도 함께라는 것! 깊은 냄비에 모두 담아 40분쯤 약한 불에 끓이면 된답니다. 알코올은 날아가고 깊고 진한 향이 쓰린 가슴을 쓰담쓰담해 줄 거예요.

Yoga Plant

요가를 할 때 향을 피우곤 합니다. 향기는 내면의 언어에 귀 기울이게 해 주죠.
가끔 이들의 도움이 필요할 때가 있습니다. 오늘이 바로 꽃을, 그 탐스러운 향기를 초대하는 날입니다.

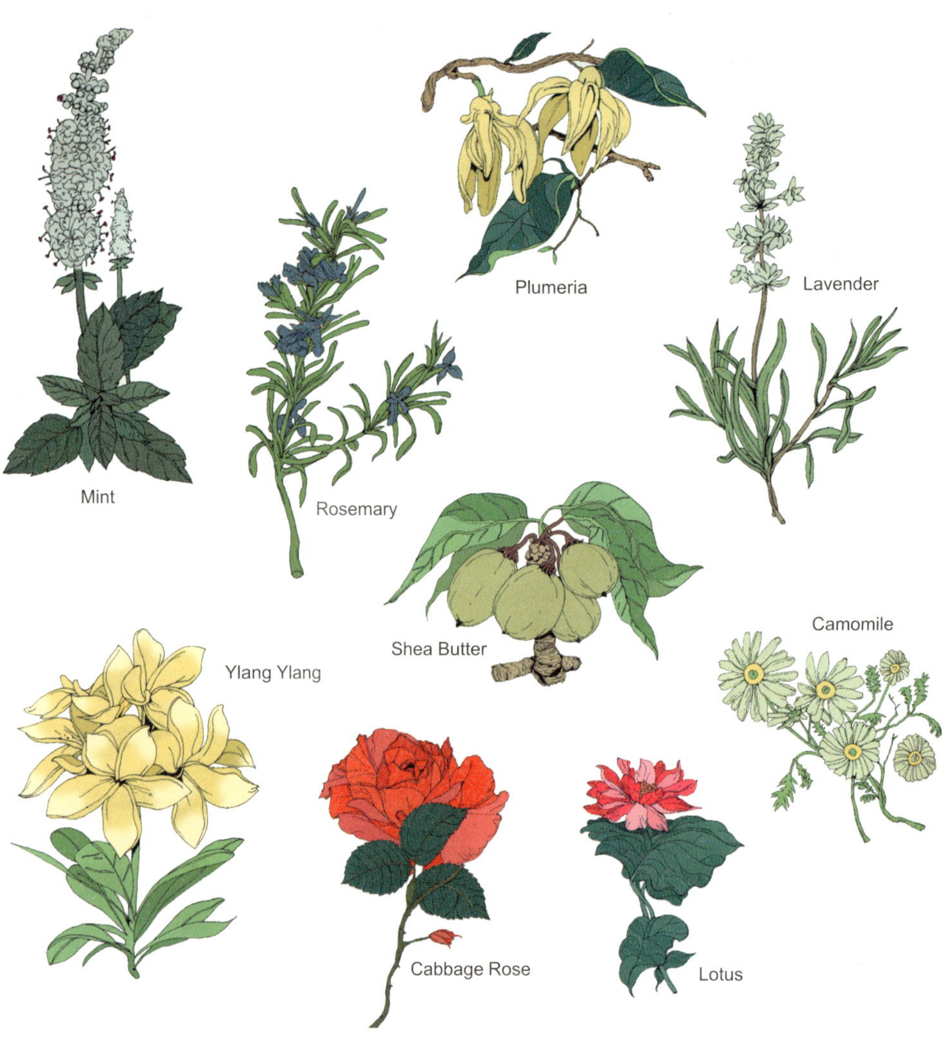

캐모마일 | 마음이 울울한 날 따끈하게 우려낸 캐모마일 차 한잔은 다정한 말을 건네는 좋은 친구랍니다. 소화가 안 되어 가슴이 답답할 때도 효과가 좋지요. 엷은 개나리꽃 같은 은은한 빛깔도 마음을 진정시키는 데 한몫을 하지요. 캐모마일 꽃에서 얻은 에센셜 오일은 피부를 진정시키고 부드럽게 해 준다고 하네요. 몸을 천천히 움직여 깊은 숨을 내쉬는 요가처럼, 몸의 기운을 채워 준답니다.

시어 버터 | 시어 버터는 아프리카 사바나에서 자란답니다. 열매에서 추출한 성분이 피부를 촉촉하게 해 주어 화장품에 두루 사용하지요. 벨벳처럼 부드러운 시어 버터는 특유의 촉감이 유연하게 흐르는 요가 동작과 닮았습니다. 부드럽게 감싸면서 몸과 마음에 영양을 공급해 주지요. 그뿐이 아니에요. 온몸에 생기가 돋게 해주고 노화 방지에도 효과가 있다고 하네요.

일랑 일랑 | 가쁜 호흡을 진정시키는 일랑 일랑. 햇볕에 따뜻해진 바나나 향 같기도 하고 강한 재스민 향 같기도 한 오묘한 향이 인상적이죠. 연노랑 꽃잎에서 추출한 성분은 샤넬 N°5에도 쓰인다고 하네요. 요가를 끝낸 후 차분하게 하루를 마무리하고 싶을 때, 욕조에 일랑 일랑 오일 몇 방울을 떨어뜨리고 몸을 담그면 은은한 향기와 함께 몸이 한결 청아해진답니다. 아로마 램프를 이용해 방 안 가득 일랑 일랑의 향을 채워도 좋고요.

플루메리아 | '러브 하와이'라는 별칭으로도 불리는 꽃이에요. 연노랑, 연자주, 새하양 등 다양한 빛깔의 꽃이 있죠. 꽃말이 '축복받은 사람' '당신을 만난 건 행운이야'라서일까요? 푸른 섬 하와이에 도착하면 사람들의 머리 위에서, 목에 두른 꽃목걸이에서, 가로수 곳곳에서 볼 수 있는 게 플루메리아랍니다. 한쪽 귀에 플루메리아 한 송이를 꽂고 요가 동작을 하는 모습도 아주 익숙한 이미지예요. 따스한 바람 같은, 그 바람결에 실린 종달새의 노래 같은 신선한 향이 그립네요.

라벤더 | 라벤더의 보랏빛은 무엇을 닮았나요? 어떤 날의 잊히지 않는 꿈? 어린 시절 자주 안긴 엄마의 품에서 나던 향기? 보랏빛 언덕 너머의 아직 오지 않은 날들? 아니면 시들지 않는 청춘의 시간? 무엇이든 좋아요. 아니 무엇이든 그것이 바로 라벤더의 이미지일 거예요. 이제는 너무 흔한 향기가 돼버린 것 같지만 그래도 전 라벤더를 사랑해요. 마치 첫사랑처럼 언제나 품고 싶은 향기랍니다.

민트 | 민트의 푸른 이파리를 살짝 비벼서 코끝으로 가져가면? 알고 있죠? 어떤 향이 나는지. 아마 그랬을 거예요. 싱그럽게 짧고 가벼운 미소를 짓고 말았겠죠. 상쾌하지만 말랑말랑한 여유를 품은 바로 그 향기 때문에요. 민트의 꽃은 연한 자줏빛이랍니다. 멀리서 보면 길쭉한 털 뭉치 같기도 해요. 민트를 함유한 페퍼민트 차와 아로마 에센스 역시 자주 즐기는 것들이랍니다. 요가는 바다처럼 시원시원하면서도 푸른 이미지죠. 제게는 민트가 그렇답니다.

로터스 | 요가는 언뜻 쉬워 보이지만 꽤나 진중한 에너지를 쏟아야 하는 운동이에요. 발끝에서 머리 꼭대기까지 힘을 잇고 유지해야 하죠. 동작 하나하나에 집중이 필요한 이유입니다. 때론 요가 동작 중에, 깊은 호흡을 멈출 때, 머리 위에서 꽃 한 송이가 피어나는 느낌이 들어요. 고요한 물에서 피어난 연꽃 말이죠. 거대한 꽃송이에는 어떤 잡념도 들어 있지 않아요. 구름 같고 바람 같은 찰나의 순간일 뿐이랍니다.

로즈메리 | 로즈메리는 작지만 그득한 향을 품은 나무랍니다. 지중해 연안의 척박한 회백색 토양에서 자라죠. 로즈메리는 라틴어로 이슬과 바다의 합성어라는데 그래서인지 길쭉한 이파리를 문지르면 깊고 진하면서도 신선한 향이 손가락에 밴답니다. 마당 한편 커다란 토분에 로즈메리를 심고 가꾸는 게 저의 로망이라면 로망이에요. 틈틈이 이파리를 떼어 입욕제로 쓰면 몸의 밸런스를 맞추는 데도 좋다고 하네요.

캐비지 로즈 | 분홍빛 양장을 곱게 차려입은 옛날 여자(?)가 되고 싶은 날이 있어요. 온몸 가득 장미 향수를 뿌리고서 말이죠. 장미를 입는다? 혹은 바른다? 뭐 그런 마음일 거예요. 장미가 꽃의 여왕이라는 말도 있지만 여왕이고 싶기보다는 온전히 자기 자신을 위해 여자이고 싶은 마음. 사실 장미의 꽃잎은 아주 여리죠. 가시로 주저함과 연약함을 숨기고 있어요. 나약한 마음을 좀처럼 버리지 못할 때, 자꾸 생채기가 날 때, 아마도 여자는 장미를 이용한 위장술을 쓰고 싶은가 봐요.

베스티 다혜와 함께 하는 걸 그룹 요가

Chapter 3

뒷모습까지 핫한 섹시 요가

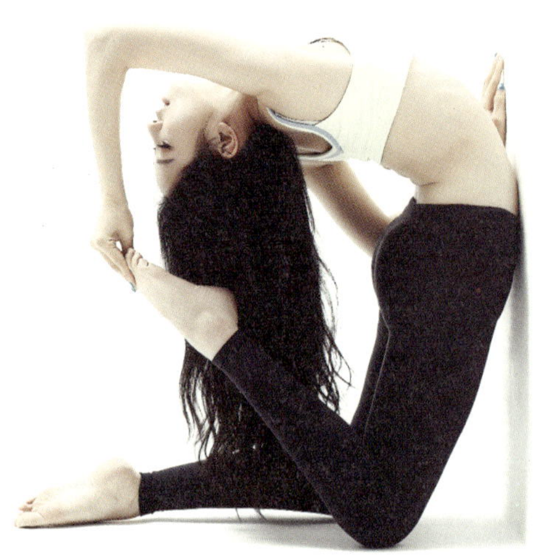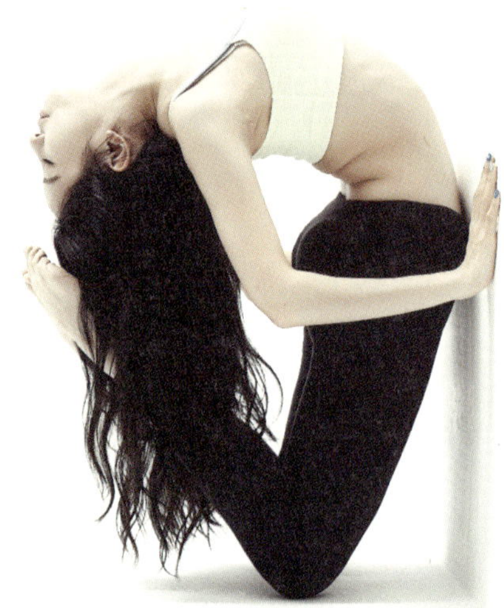

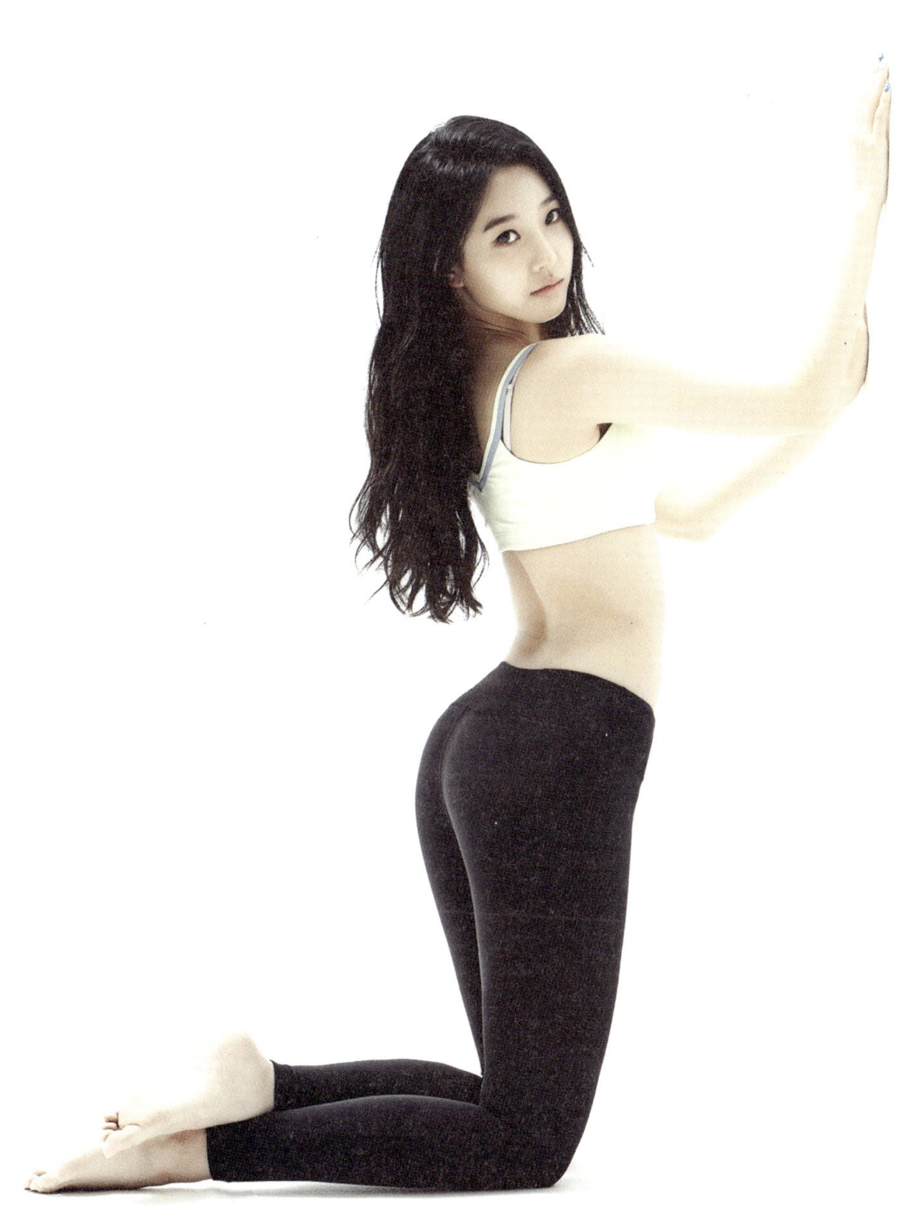

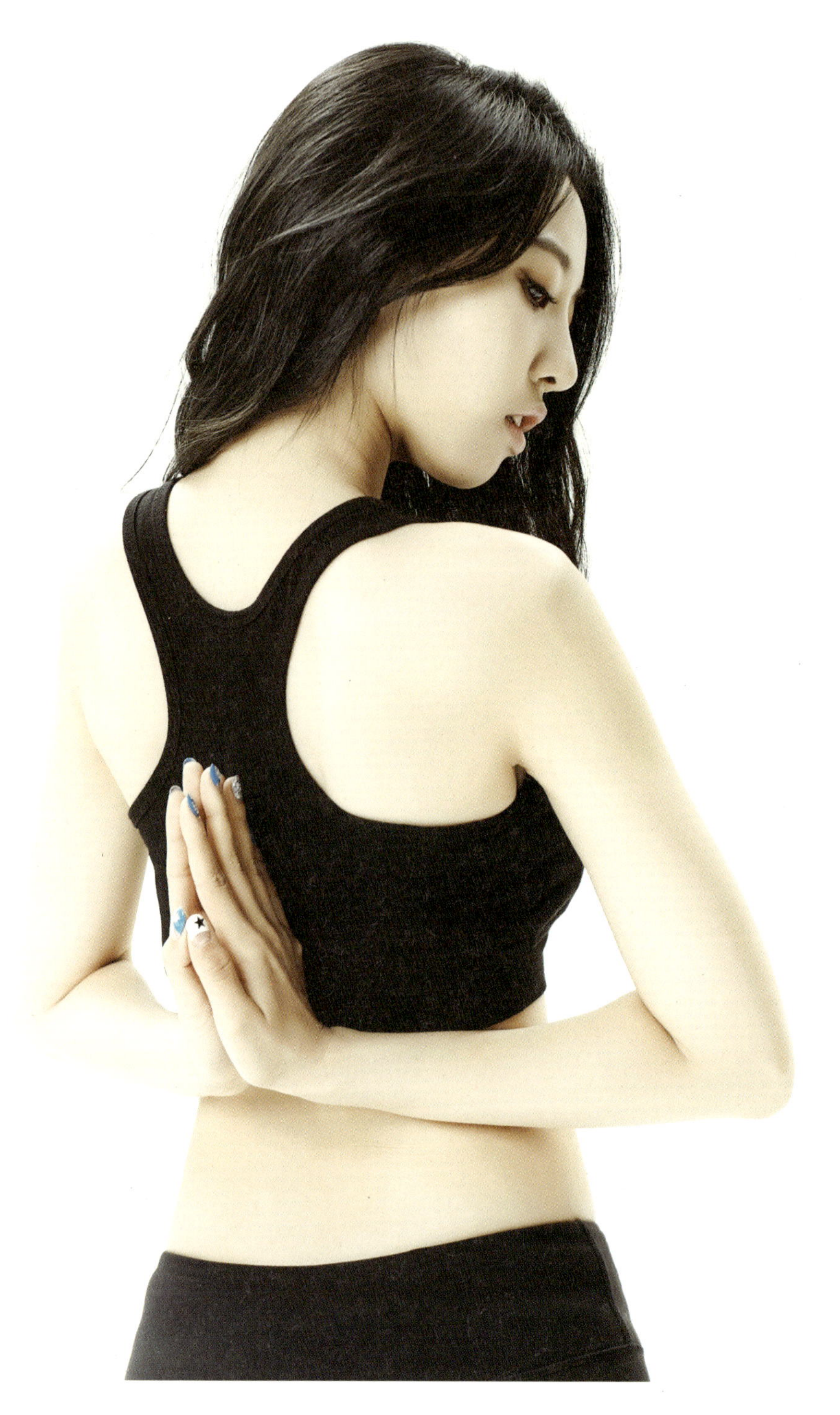

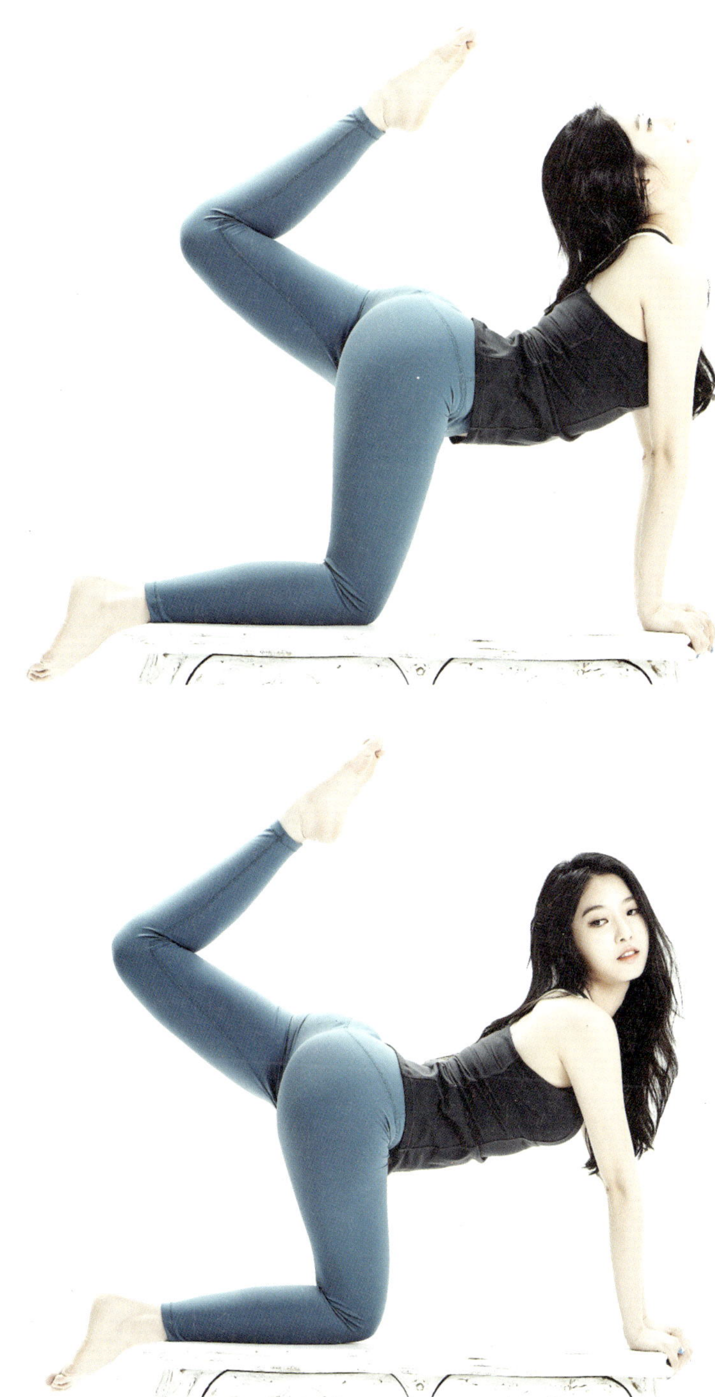

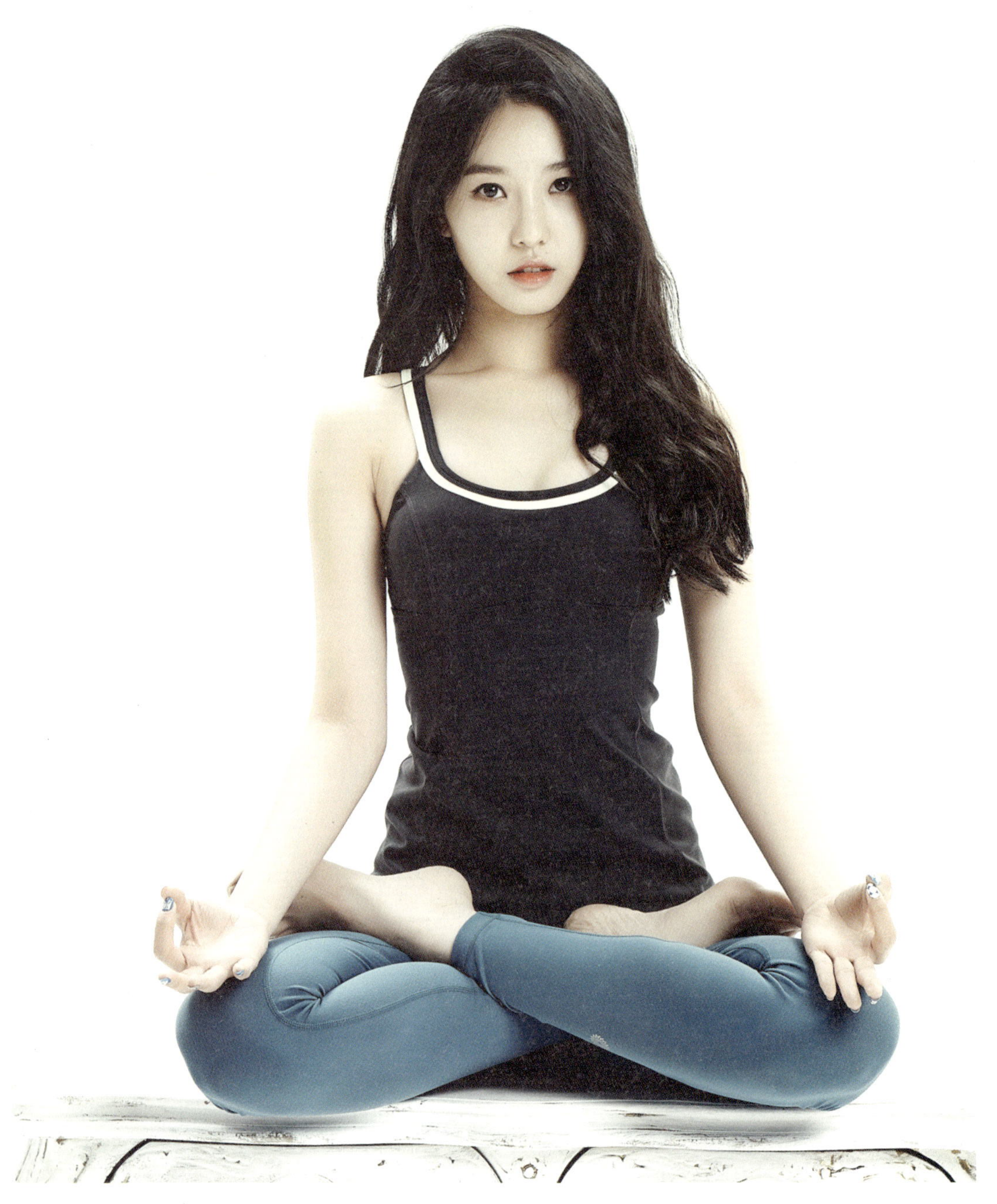

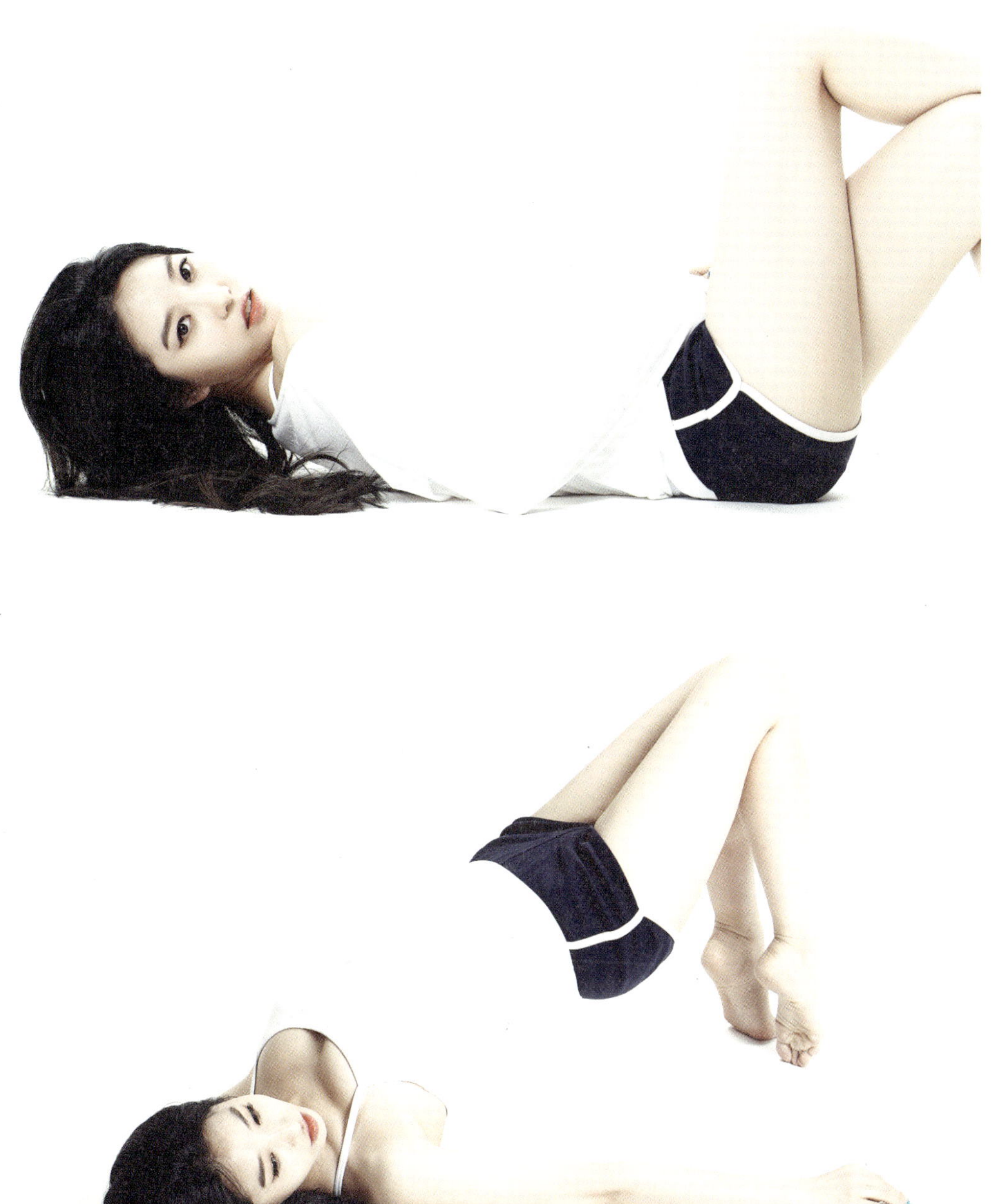

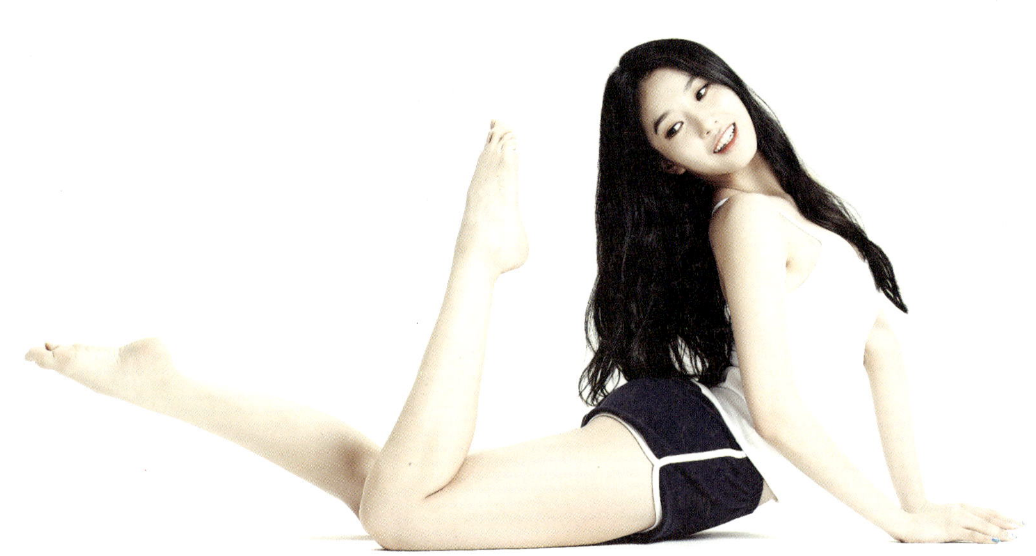

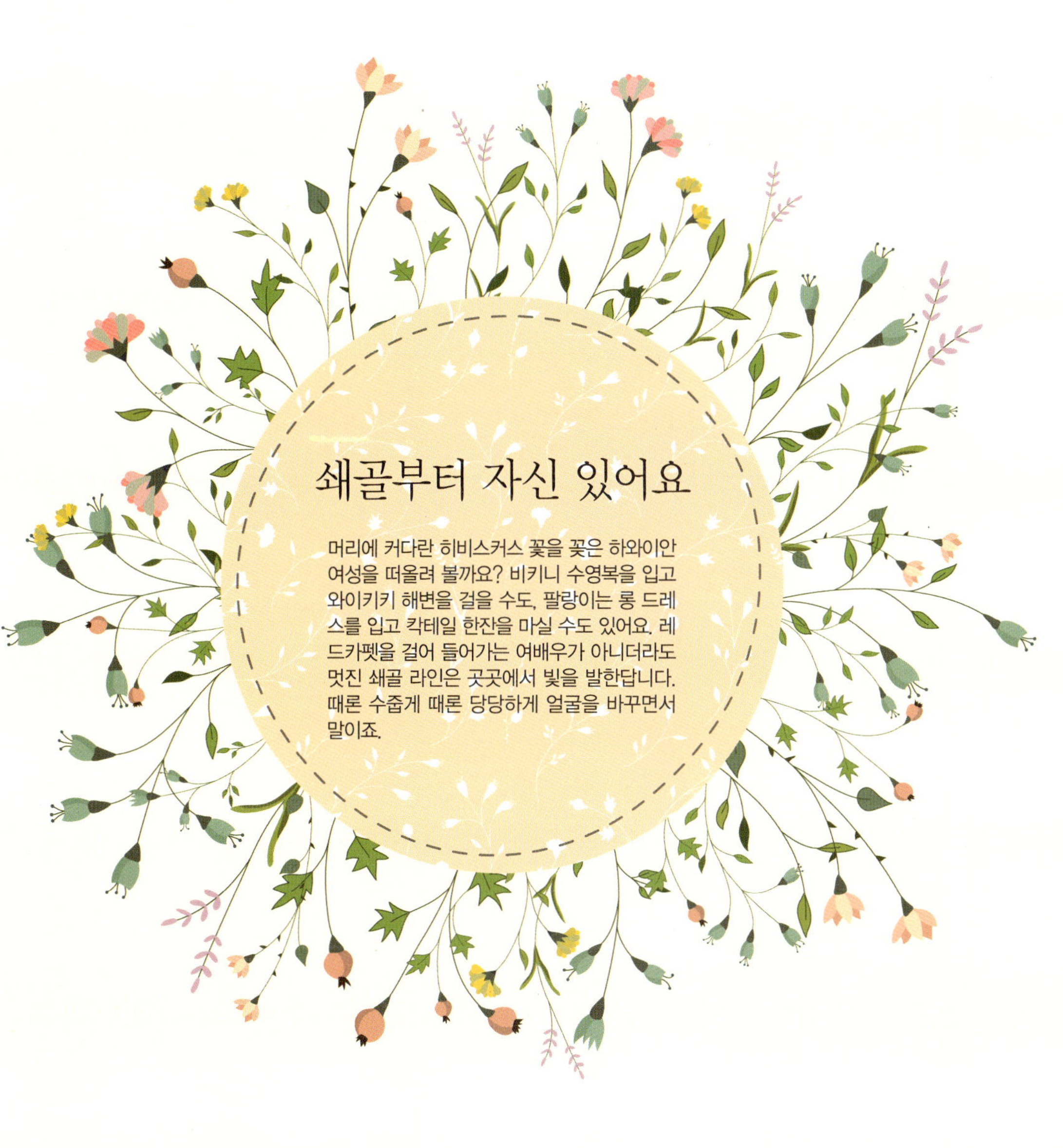

쇄골부터 자신 있어요

머리에 커다란 히비스커스 꽃을 꽂은 하와이안 여성을 떠올려 볼까요? 비키니 수영복을 입고 와이키키 해변을 걸을 수도, 팔랑이는 롱 드레스를 입고 칵테일 한잔을 마실 수도 있어요. 레드카펫을 걸어 들어가는 여배우가 아니더라도 멋진 쇄골 라인은 곳곳에서 빛을 발한답니다. 때론 수줍게 때론 당당하게 얼굴을 바꾸면서 말이죠.

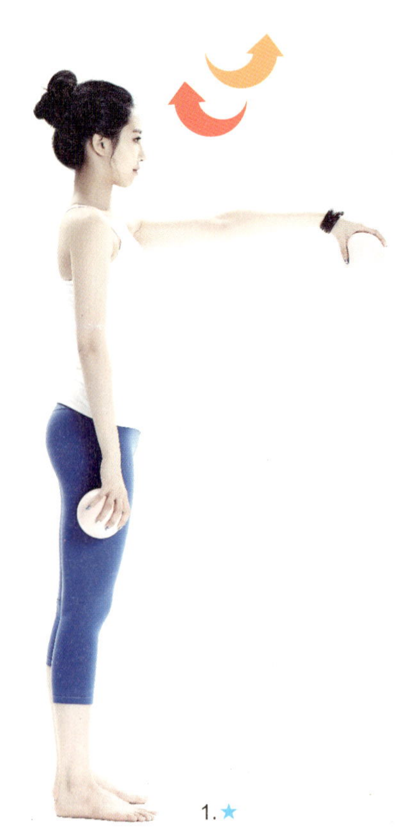

1. ★

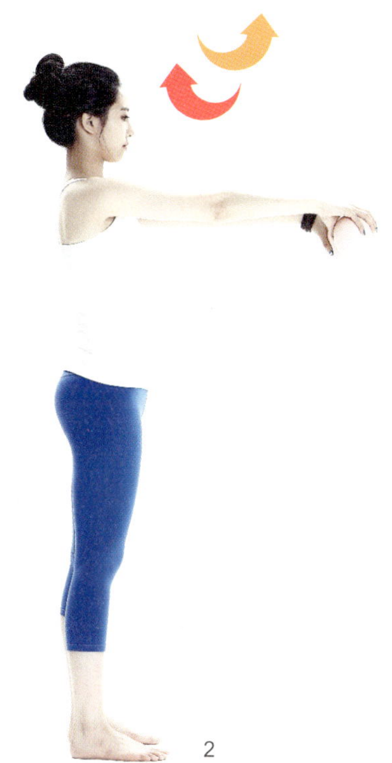

2

01 쇄골과 가슴 운동 1

1. 웨이트볼을 잡고 바르게 선 후, 숨을 들이마십니다. 근육에 긴장을 준 채로 숨을 내쉬며 왼 팔을 들어올립니다. 동작을 15~30회씩 3세트 반복합니다.
2. 조금 더 강한 운동을 원한다면 앞의 자세에서 숨을 들이마신 후, 다시 숨을 내쉬며 두손을 동시에 어깨 높이까지 들어 올립니다. 동작을 15회씩 3세트 반복합니다.

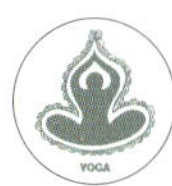 가슴과 어깨의 근육을 강화하고 정리하면서 가슴을 모으는 동작입니다

 손을 어깨 높이만큼 들어 올릴 때 어깨가 귀 가까이 가지 않도록 어깨를 내려 주세요.

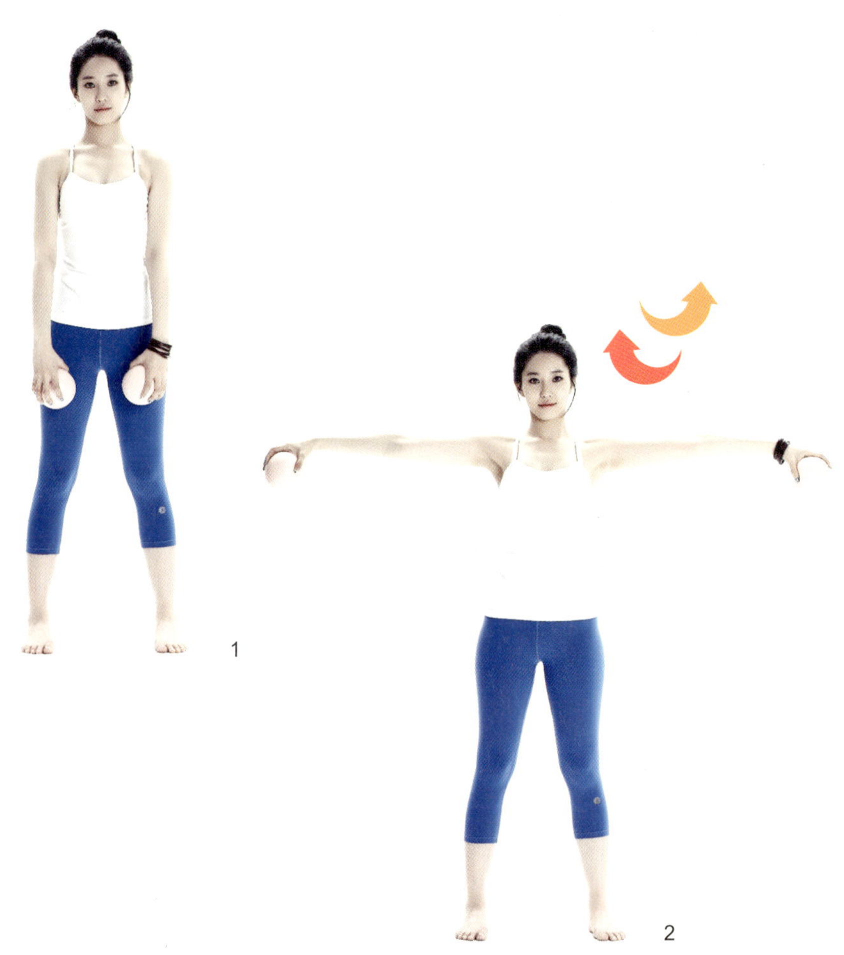

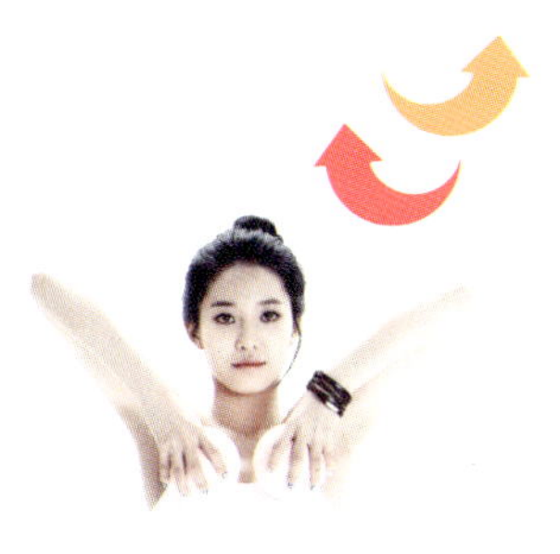

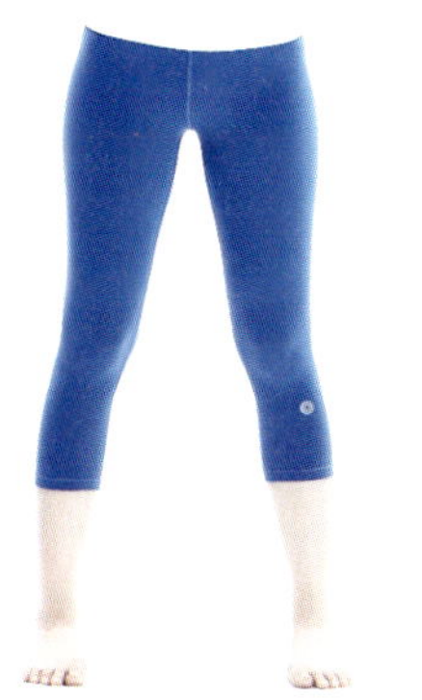

3. ★

02 쇄골과 가슴 운동 2

1. 웨이트볼을 잡고 다리를 어깨 너비로 벌려 서서 시선을 정면을 향합니다.
2. 숨을 내쉬며 두 팔이 어깨와 일직선이 되게 뻗어 올린 후 숨을 들이마시며 팔 안쪽을 조이는 기분으로 팔을 내립니다.
3. 다시 숨을 내쉬며 팔꿈치가 가슴 앞을 지나 천장 쪽을 향하도록 끌어올립니다. 숨을 들이마시며 팔을 내립니다. 같은 동작을 15~30회씩 3세트 반복합니다.

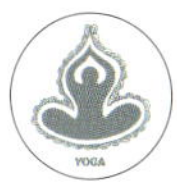 팔 안쪽의 라인을 정리하고 가슴을 모으는 동작입니다. 어깨와 팔의 근육이 튼튼해져 쇄골 라인도 예뻐진답니다.

 팔꿈치가 많이 벌어지지 않도록 주의해 주세요.

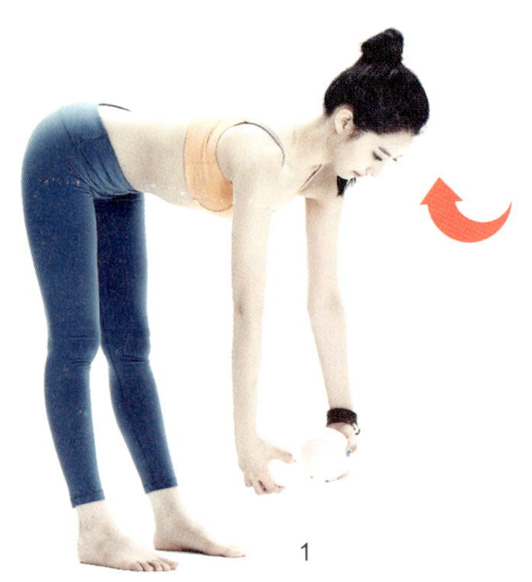

1

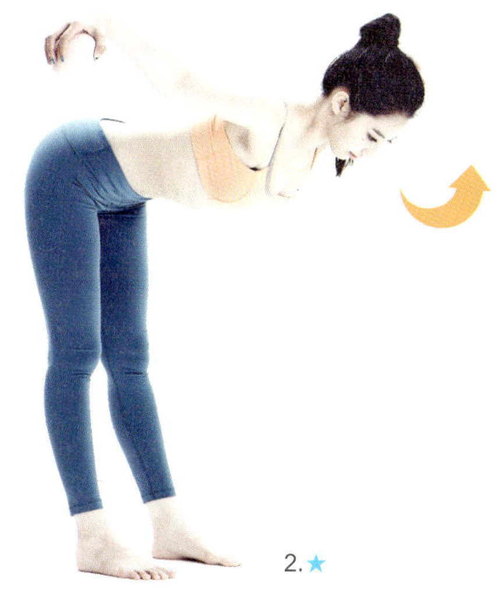

2. ⭐

03 등 강화 자세 1

1. 등과 허리를 편 상태에서 웨이트볼을 잡고 상체를 다리와 직각이 되도록 숙입니다. 숨을 들이마십니다.
2. 숨을 내쉬며 두 팔을 어깨 높이만큼 뒤로 올려 줍니다. 동작을 10회씩 3~5세트 반복합니다.

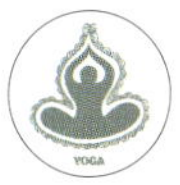

어깨를 감싼 삼각근과 등 근육이 튼튼해지고 다리 뒤쪽도 스트레칭되는 자세입니다.

두 팔을 옆으로 들어 올릴 때 등이 굽지 않도록 하고 어깨부터 엉덩이까지 수평이 되도록 해주세요.

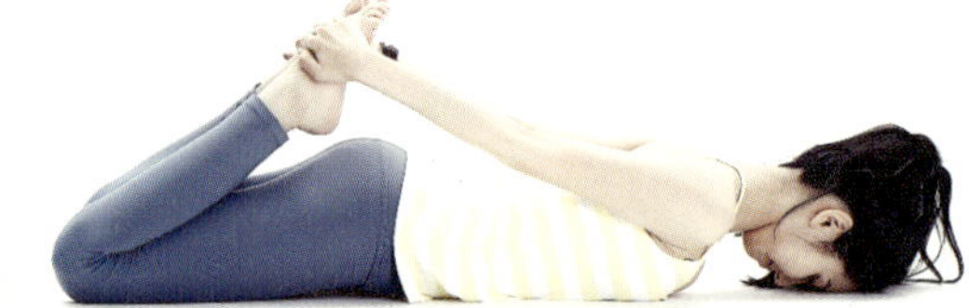

1

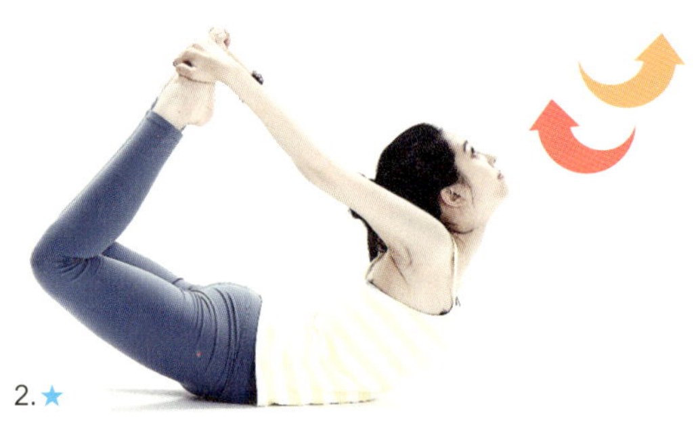

2.★

04 활 자세

1. 이마와 가슴을 바닥에 대고 엎드린 자세에서 두 손은 뒤로 뻗어 발등을 잡습니다.
2. 숨을 들이마시며 다리를 최대한 들어 올린 후, 다시 내쉬며 상체도 같이 올려줍니다. 이때 팔과 다리를 높이 올려줍니다.

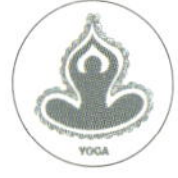

활처럼 몸을 팽팽하게 구부리는 자세로 척추와 허리, 다리가 유연해집니다. 허벅지와 등 근육은 튼튼하게 쇄골 라인은 부드럽게 정리됩니다.

배꼽이 중심이 되도록 해주세요.

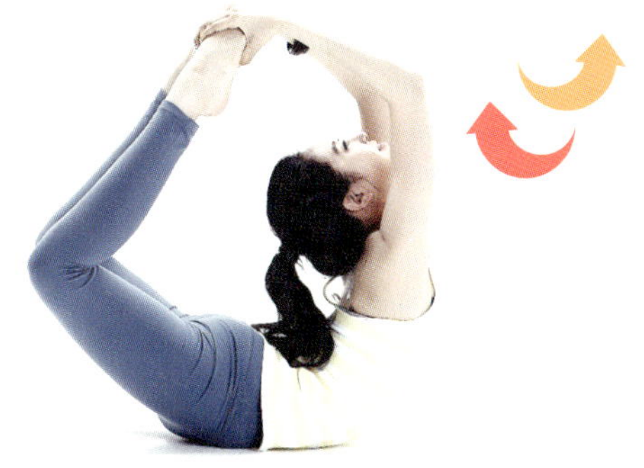

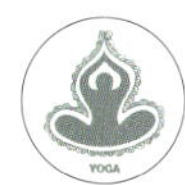 05 고급 활 자세

활자세에서 시작합니다. 두 손은 발등을 잡고 숨을 들이마신 후, 내쉬는 호흡에 어깨를 돌려 팔과 다리를 위로 뻗어 줍니다.

초보자는 수련을 충분히 한 후 도전하세요.

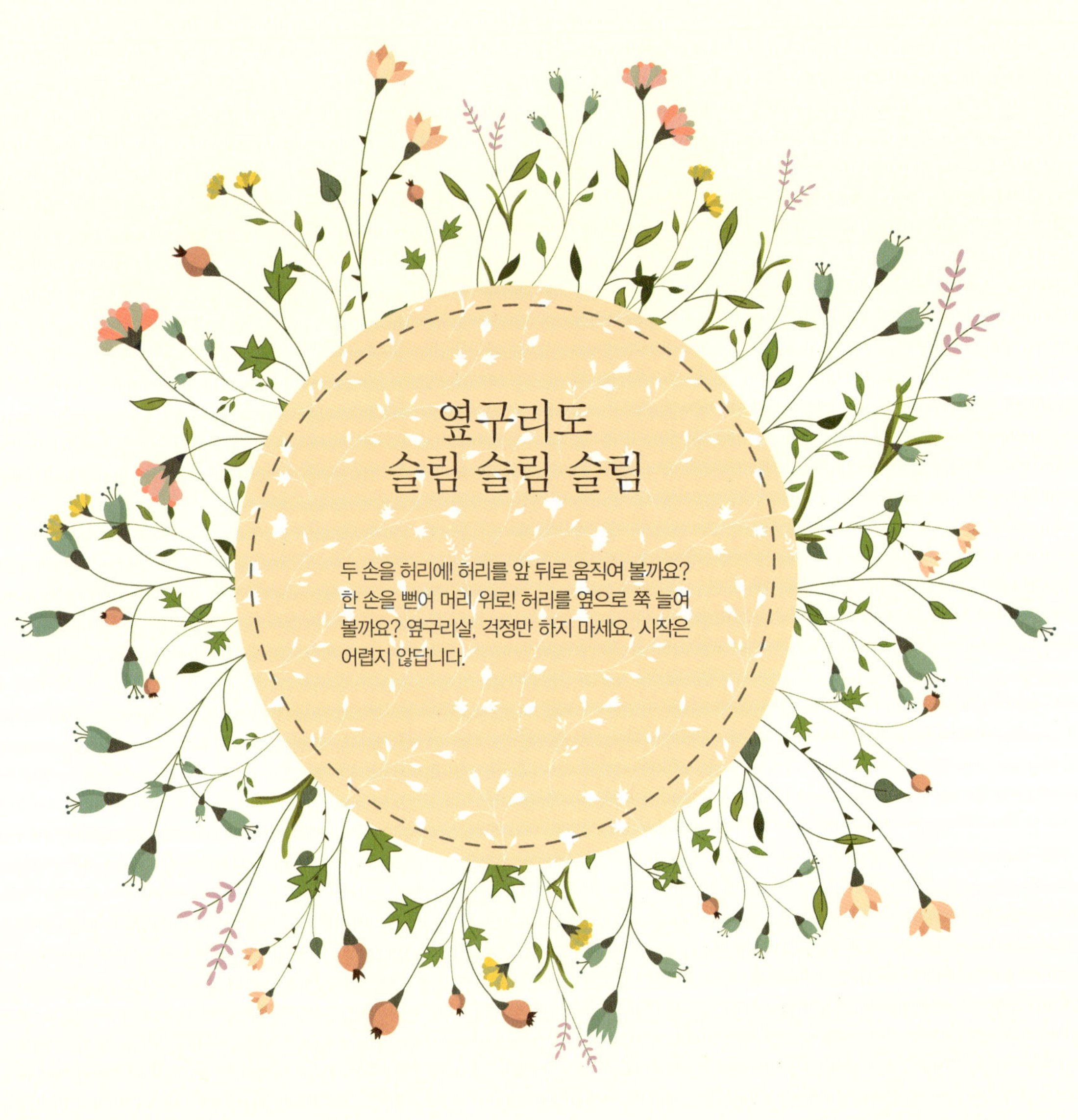

옆구리도
슬림 슬림 슬림

두 손을 허리에! 허리를 앞 뒤로 움직여 볼까요?
한 손을 뻗어 머리 위로! 허리를 옆으로 쭉 늘여
볼까요? 옆구리살, 걱정만 하지 마세요. 시작은
어렵지 않답니다.

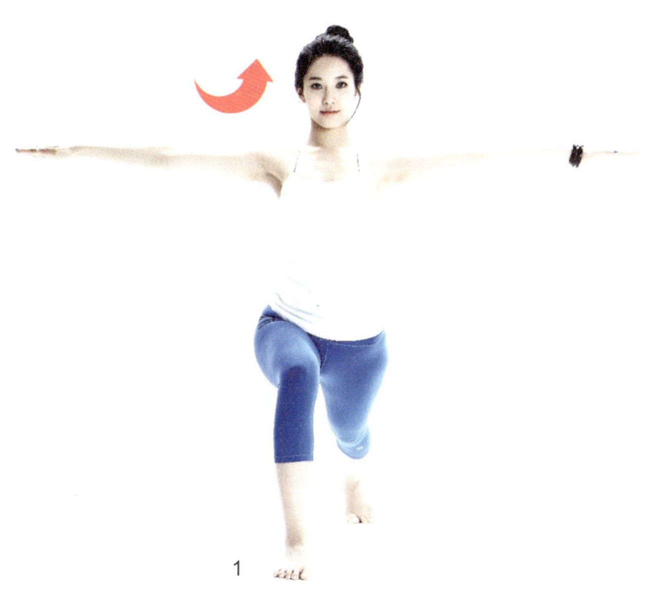

1

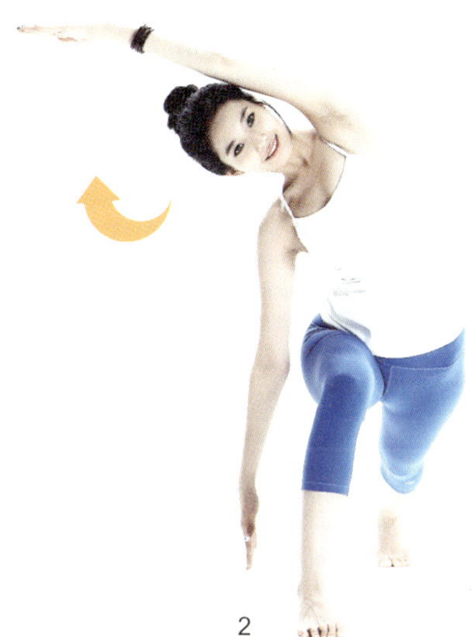

2

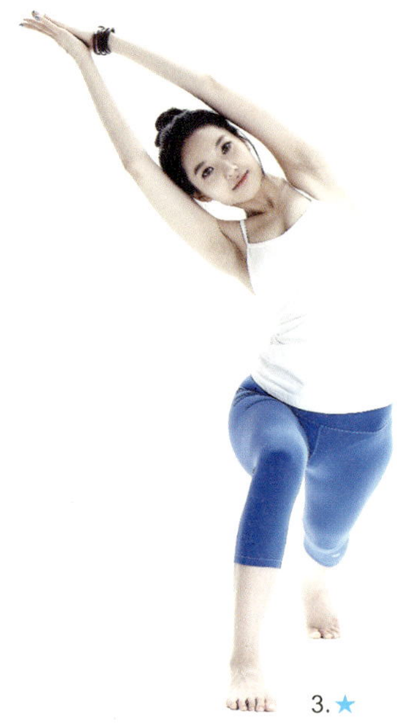

01 사이드 밴드 런지 자세

1. 두 발을 앞뒤로 어깨너비 두 배만큼 벌립니다. 앞의 무릎은 직각으로 굽히고 발꿈치를 든 런지 자세를 만듭니다. 두 팔을 어깨 높이로 들어 올리며 숨을 들이마십니다.
2. 숨을 뱉으며 한쪽 팔은 바닥을 향하고 나머지 한쪽 팔은 귀 옆으로 붙여 뻗어 줍니다. 고개와 옆구리가 자연스럽게 한쪽 방향으로 당겨집니다.
3. 앞의 상태에서 양손을 머리 위에서 마주합니다. 30~60초 유지 반대 방향으로도 반복해 봅니다.

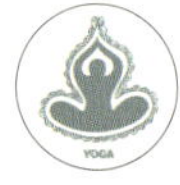

다리의 힘이 튼튼해지는 동작입니다. 팔뚝 안쪽과 허리, 옆구리 라인이 슬림해지는 효과도 탁월하답니다.

상체가 앞으로 쏠리지 않도록 하고 가슴을 뒤쪽으로 더 열어주세요.

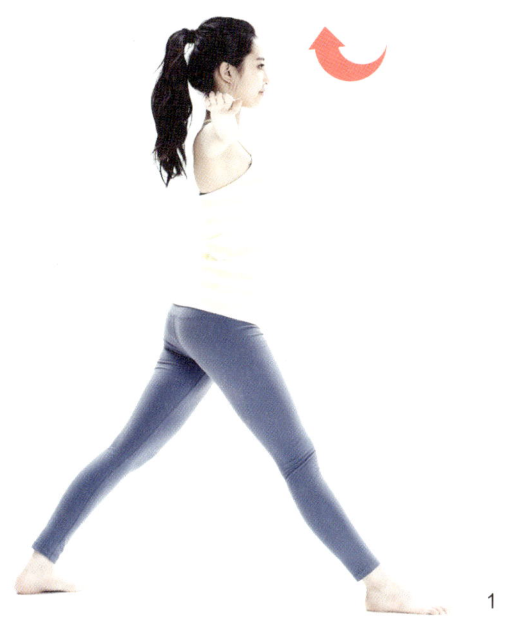

1

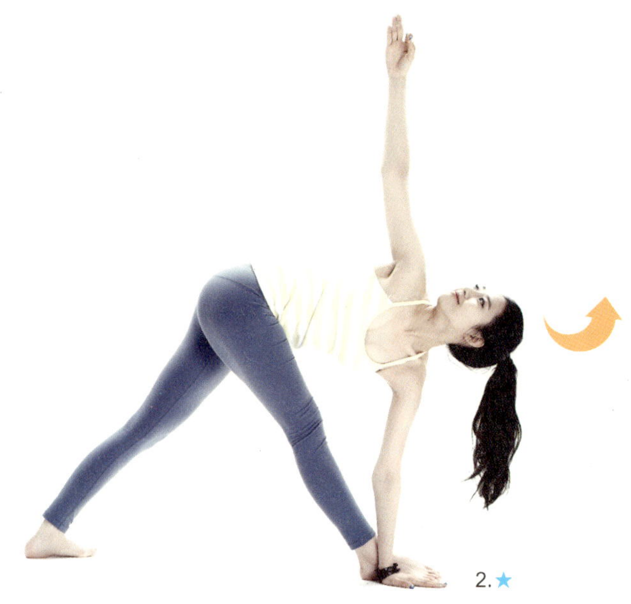

02 회전 삼각 자세

1. 다리를 어깨너비 두 배로 벌려 오른발은 앞으로 왼발은 뒤로 딛고 섭니다. 양 팔을 어깨 높이로 올려 뻗으며 숨을 들이마십니다.
2. 숨을 내쉬고 상체를 오른쪽으로 돌려 숙이며 바닥과 나란한 모양이 되도록 합니다. 팔은 여전히 수평이 되게 뻗되 왼손을 오른쪽 새끼발가락 옆으로 짚어 주고 오른손은 위로 뻗어 줍니다. 시선은 오른쪽 손끝을 향합니다. 동작을 30~60초 유지한 후 반대쪽도 반복합니다.

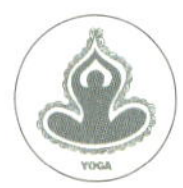
척추가 건강해지고 다리의 통증을 완화시켜주는 자세입니다.

골반이 수평이 되도록 유지하고 두 팔은 일직선이 되도록 해주세요.

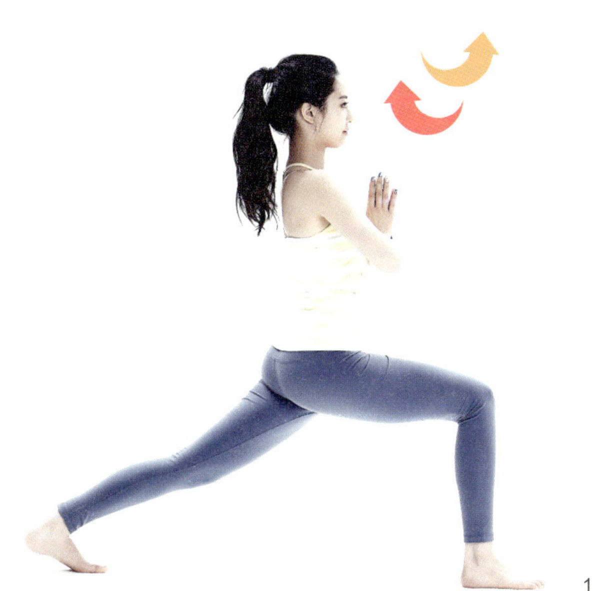

1

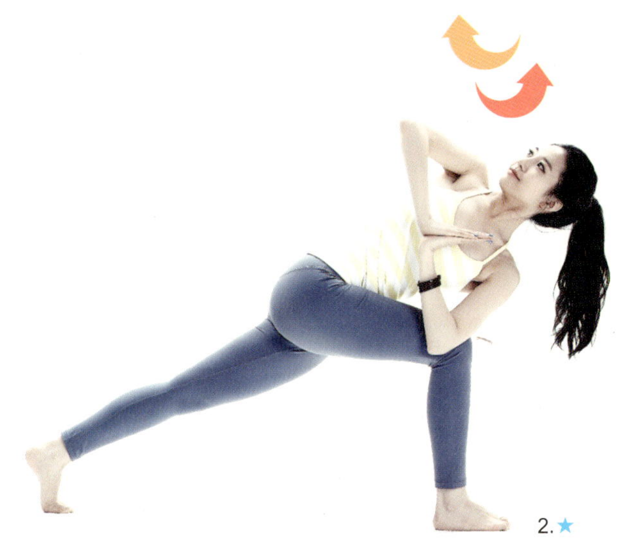

2. ★

03 회전하는 측면 각 자세

1. 회전 삼각 자세로 시작합니다. 두 팔은 옆으로, 두 다리는 앞뒤로 벌리고 서서 숨을 들이마셨다가 내쉬면서 앞의 무릎을 직각으로 굽히며 내려옵니다. 이때 손은 합장한 채 시선은 앞을 향합니다.
2. 앞의 자세에서 잠시 멈춘 후 숨을 들이마시고 다시 내쉬는 호흡에 상체를 오른쪽으로 비틀어 왼쪽 팔꿈치를 직각으로 뻗은 오른쪽 다리의 앞에 대면서 시선은 뒤를 향합니다. 이때 왼쪽 다리는 발끝으로 서며 팽팽히 당겨집니다. 동작을 30~60초 유지한 후 반대쪽도 반복합니다.

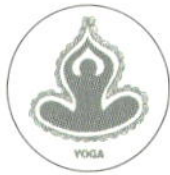 등 근육과 하체가 발달하고 허리 부분의 혈액순환도 좋아지는 자세입니다. 몸 뒤쪽의 대각선 방향으로 어깨에서 등, 허리, 다리까지 스트레칭하여 라인이 만들어집니다.

 상체를 트위스트하며 이때 옆구리가 허벅지에 닿지 않도록 해주세요.

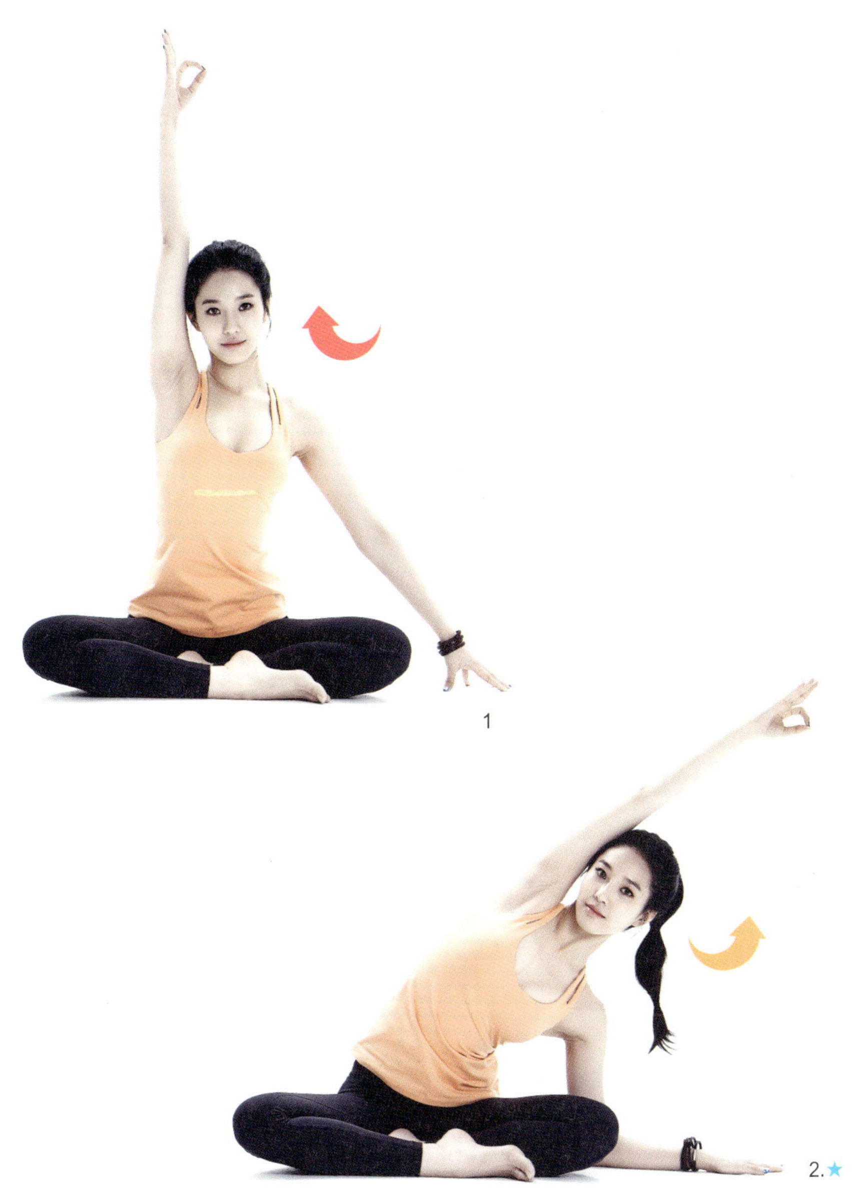

1

2.★

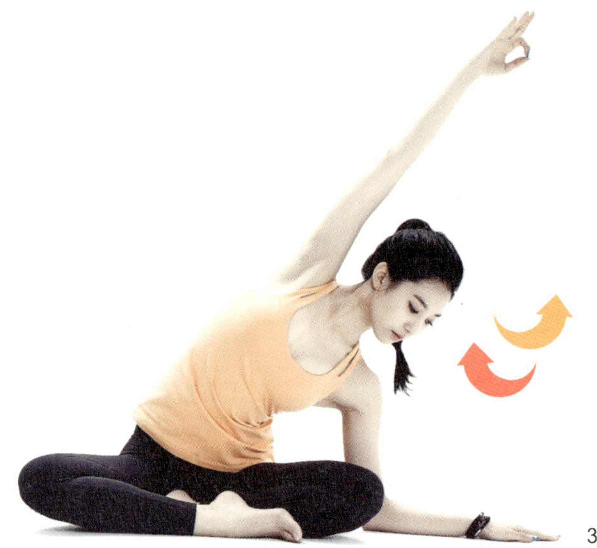

3

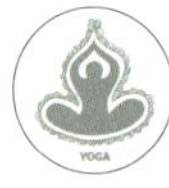

04 앉아서 옆구리 늘이기 자세

1. 발꿈치가 같은 라인에 오도록 편하게 앉은 자세에서 왼손은 바닥을 짚고 오른손은 엄지손가락과 집게손가락을 붙여 원을 만든 기얀 무드라를 한 채 귀 옆으로 길게 뻗습니다. 숨을 들이마십니다.
2. 숨을 내쉬고 왼쪽 팔꿈치를 바닥 가까이 하며 옆구리를 늘입니다. 이때 기얀 무드라를 한 오른손을 귀 옆쪽으로 뻗어 오른쪽 옆구리 라인을 팽팽히 합니다.
3. 가능하면 고개를 돌려 바닥을 바라봅니다. 동작을 30~60초 유지하며 호흡한 후 반대쪽도 반복합니다.

옆구리를 늘여 생기를 주면서 팔 라인도 정리하는 동작입니다.

상체를 왼쪽으로 숙였다면, 어깨와 왼쪽 귀가 멀어지도록 해주세요. 반대쪽도 마찬가지입니다.

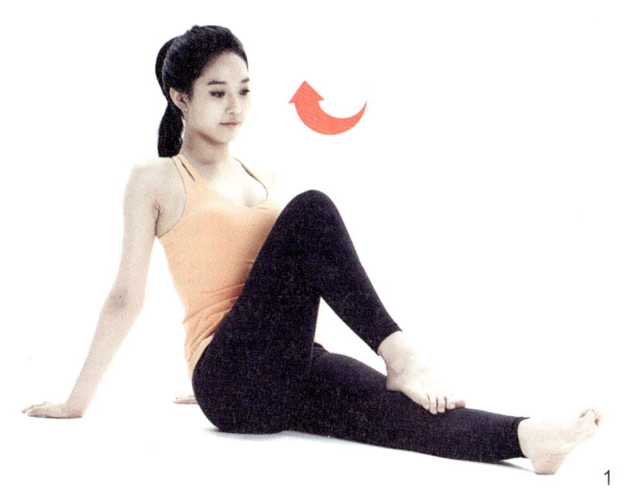

1

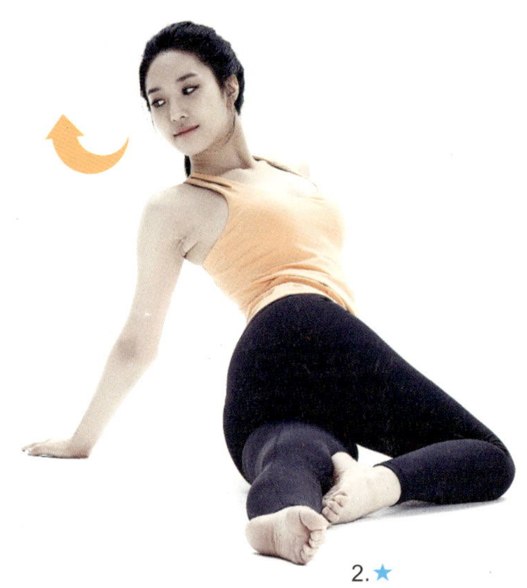

05 척추 비틀기 자세

1. 두 다리를 쭉 뻗은 채 바닥에 앉습니다. 한쪽 발을 접어 다른 쪽 무릎 위에 올리고 손은 등 뒤쪽 바닥을 짚습니다. 숨을 깊게 들이마십니다.
2. 내쉬는 호흡에 허리를 돌려 무릎을 안쪽으로 넘기고 시선은 반대쪽을 바라봅니다. 정지 상태에서 30~60초 유지한 후 반대쪽도 반복합니다.

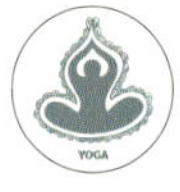 내장 기관을 튼튼하게 하고 변비에 좋은 자세입니다. 배와 옆구리도 슬림해진답니다.

 무릎을 넘겼을 때 시선은 반대쪽을 바라보세요.

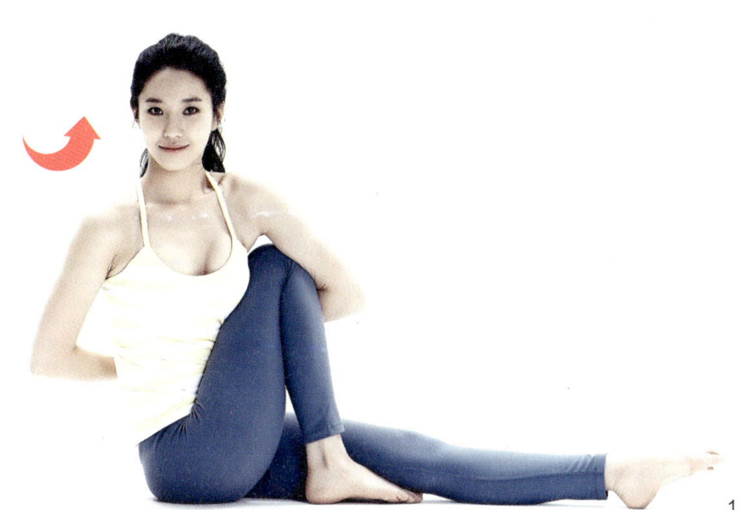

1

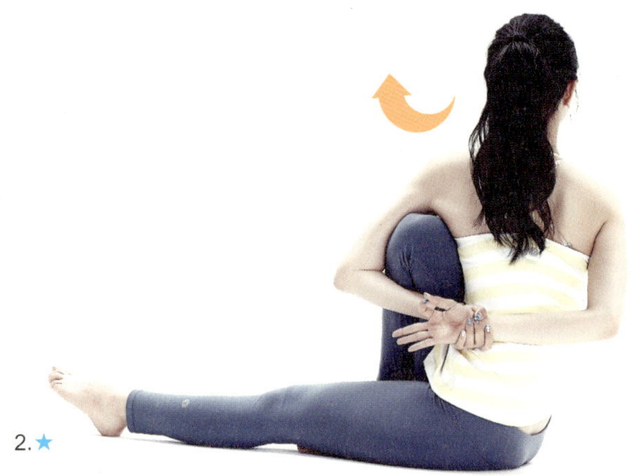

06 마리치아 자세

1. 두 발을 뻗고 앉아서 오른쪽 무릎을 접습니다. 상체를 비틀어 옆을 향하고 두 손은 등 뒤로 잡으면서 숨을 들이마시세요. 이때 왼쪽 팔꿈치가 오른쪽 무릎을 감싼 채 등 뒤로 돌려야 하며 왼손이 오른쪽 손목을 잡습니다.
2. 척추를 곧게 늘여 상체를 더 비틀면서 숨을 내쉽니다. 자세를 30~60초 유지한 후 반대쪽도 반복합니다.

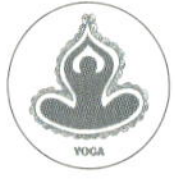 척추를 늘여 정렬을 맞추는 동작으로 허리의 지방을 분해하는 효과가 있습니다. 옆구리도 자극을 받아 슬림해진답니다.

 등 뒤에서 손을 잡아 줄때는 무릎을 끼고 있지 않는 팔의 손목을 잡아 주세요.

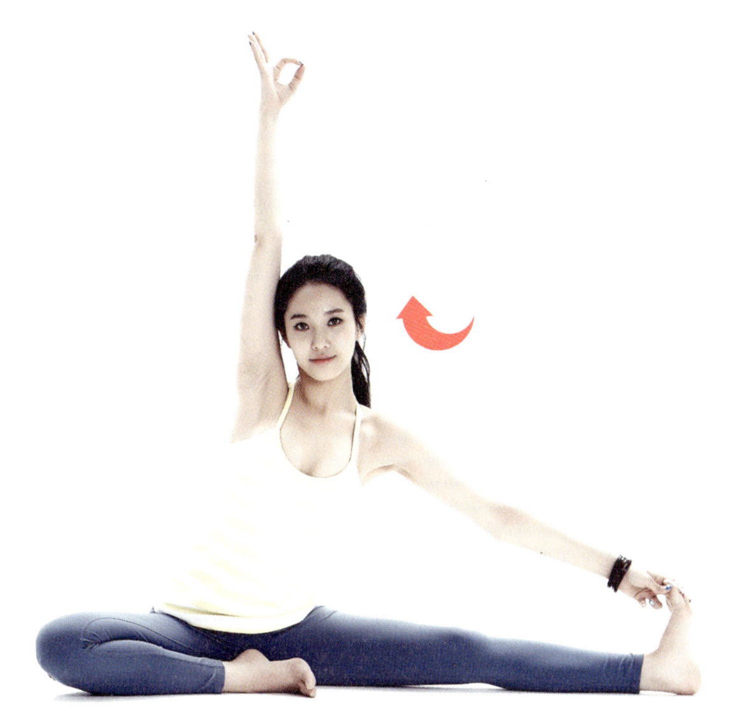

1

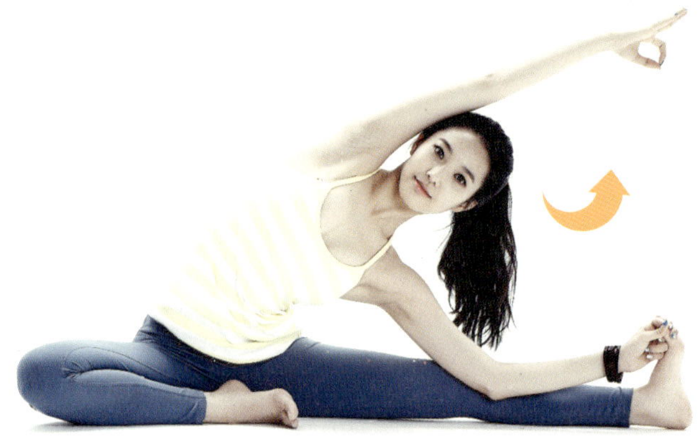

07 측면 굴곡 자세

1. 오른쪽 무릎은 접어서 허벅지 가까이 하고 왼쪽 다리는 반대로 펼쳐 앉습니다. 오른손은 위로 뻗어 귀 옆에 붙이고 왼손은 뻗은 왼발을 잡습니다. 이때 위로 뻗은 손은 엄지손가락과 집게손가락을 둥글게 마는 기얀 무드라를 해 주세요. 숨을 들이마십니다.
2. 숨을 내쉬며 상체를 왼쪽으로 기울여 봅니다. 정지 상태에서 30~60초 자세를 유지한 후 반대쪽도 반복합니다.

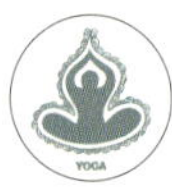

옆구리와 허벅지, 팔을 길게 늘이는 동작으로 이 부분의 스트레칭에 좋은 자세입니다.

팔을 귀에 붙이고 대각선으로 강하게 뻗어 주세요.

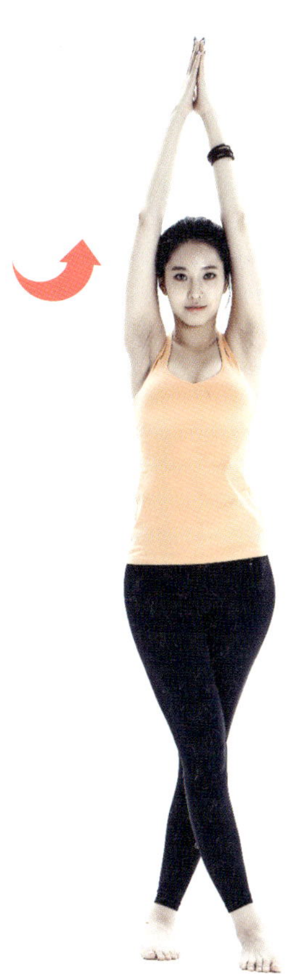

1

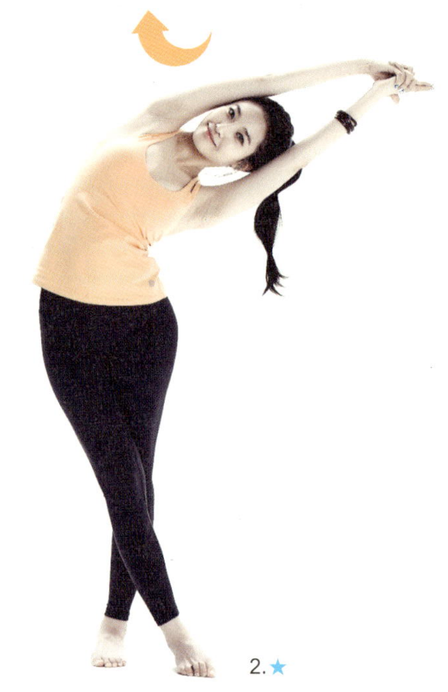

08 사이드 밴딩 자세 1

1. 다리를 X자로 교차하고 서서 두 손은 머리 위로 뻗어 겹쳐 줍니다. 숨을 들이마십니다.
2. 손깍지를 끼고 두 번째 손가락을 세운 다음 숨을 내쉬며 옆구리를 늘여 상체를 왼쪽으로
   기울입니다. 30~60초 정지 상태에서 호흡한 후 반대쪽도 반복합니다.

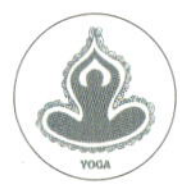 다리 힘을 기르고 몸의 측면을 스트레칭하여 전체적인 라인이 매끄러워지는 동작입니다.

 골반이 안쪽으로 돌아가지 않도록 바깥 쪽으로 돌려 주세요.

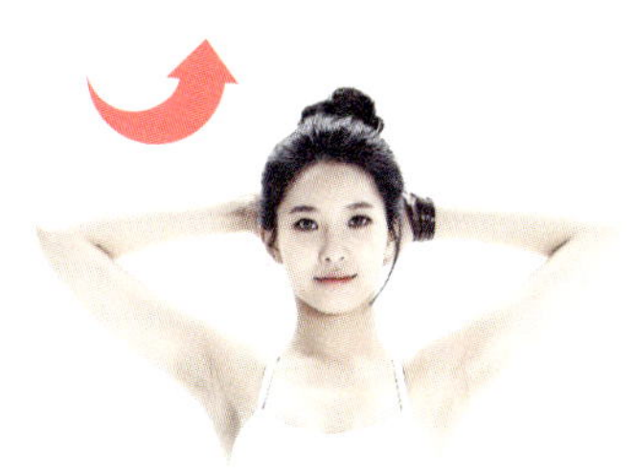

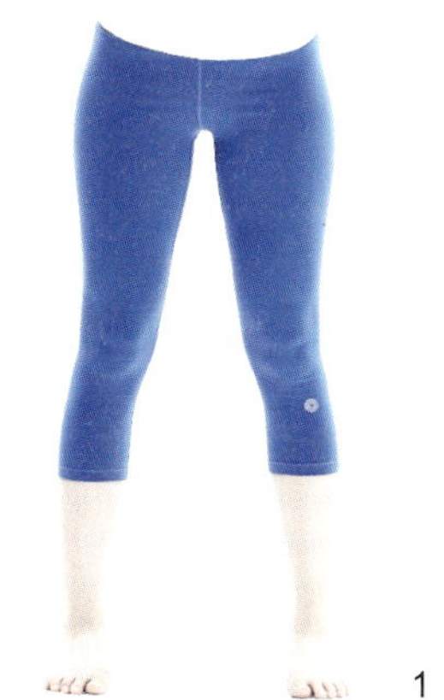

1

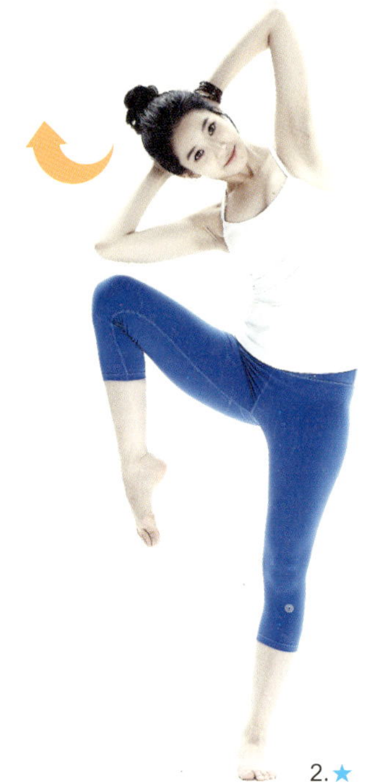

2. ★

09 사이드 밴딩 자세 2

1. 두 다리를 어깨너비로 벌려 서고 두 손을 머리 뒤로 깍지를 낀 후 숨을 들이마십니다.
2. 숨을 내쉬며 팔꿈치와 무릎이 가깝게 오도록 서로 당깁니다. 반대쪽도 같은 방법으로 각각
   15회씩 3~5세트 반복합니다.

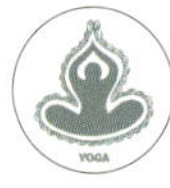

다리 힘이 길러지고 옆구리 라인이 정리되는 자세입니다.

발꿈치와 무릎이 가깝게 만나도록 하고 이때 다리를 높이 올리기보다는 상체를 더 숙여 주세요.

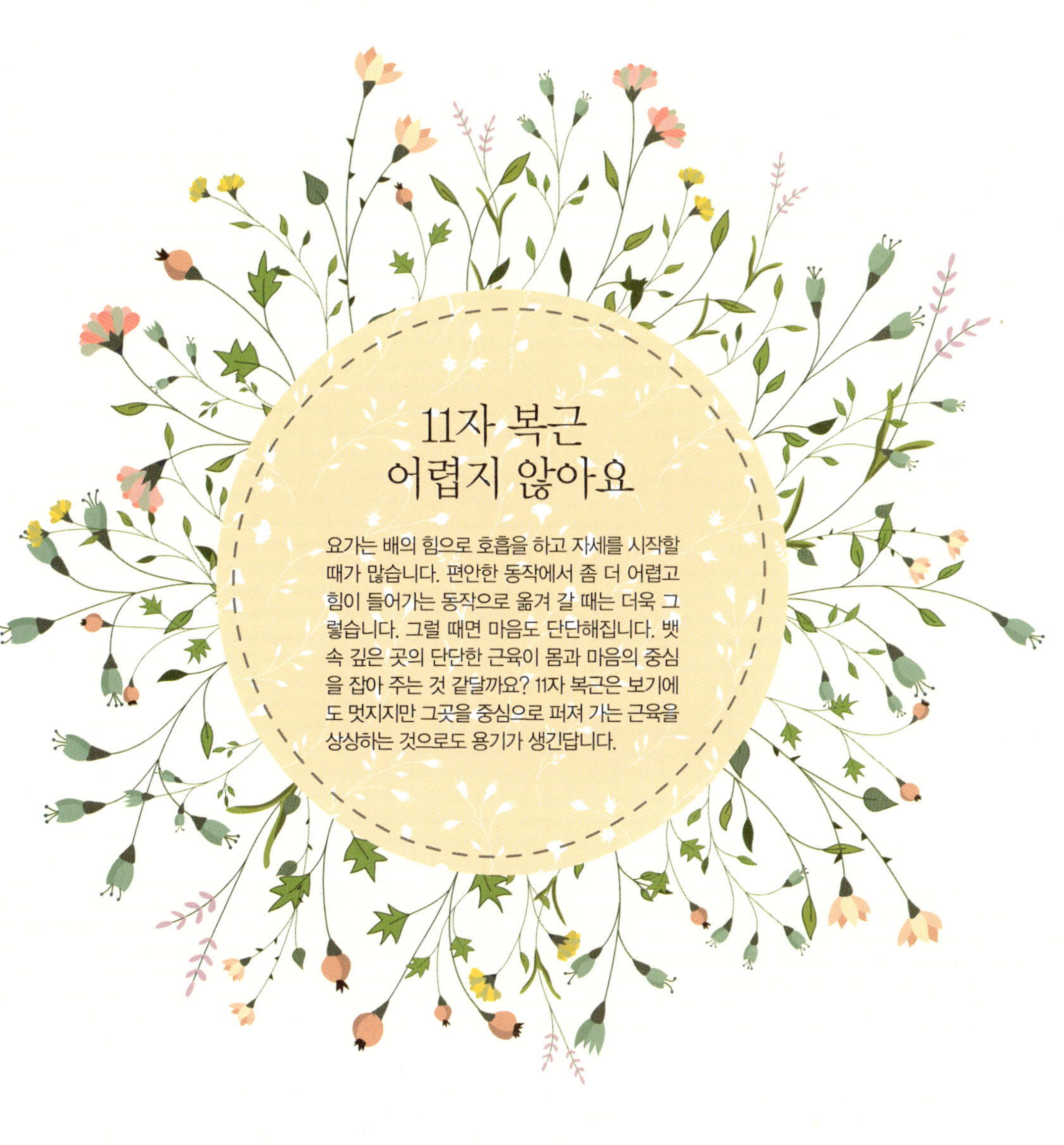
11자 복근
어렵지 않아요

요가는 배의 힘으로 호흡을 하고 자세를 시작할
때가 많습니다. 편안한 동작에서 좀 더 어렵고
힘이 들어가는 동작으로 옮겨 갈 때는 더욱 그
렇습니다. 그럴 때면 마음도 단단해집니다. 뱃
속 깊은 곳의 단단한 근육이 몸과 마음의 중심
을 잡아 주는 것 같달까요? 11자 복근은 보기에
도 멋지지만 그곳을 중심으로 퍼져 가는 근육을
상상하는 것으로도 용기가 생긴답니다.

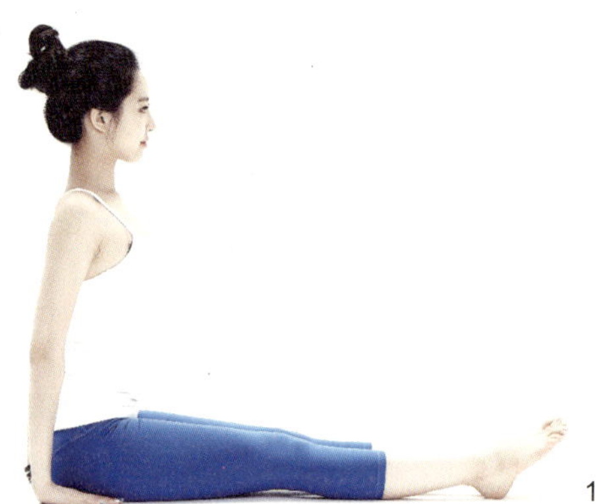

1

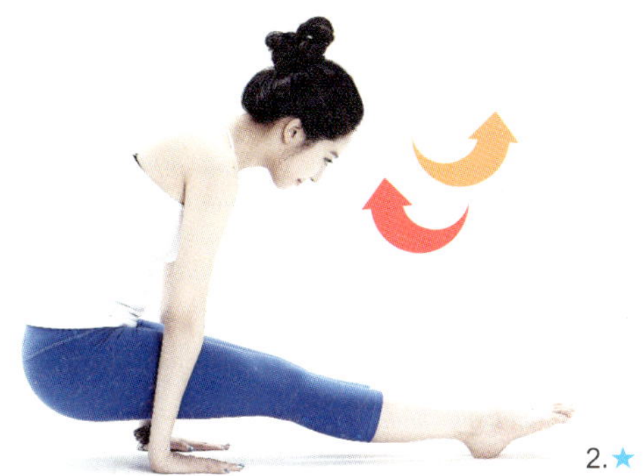

01 막대 나무 자세

1. 다리를 앞으로 뻗고 바르게 앉습니다. 이때 시선은 정면을 향하고 두 손은 엉덩이 옆을 짚어 줍니다.
2. 숨을 들이마신 상태에서 호흡을 멈춘 채 상체를 45도 숙이고 엉덩이를 최대한 들어 올려 10~15초 유지합니다. 숨을 내쉽니다. 같은 동작을 3~5세트 반복합니다.

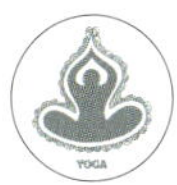 손목과 어깨 힘이 좋아지고 복부에 탄력이 생기는 자세입니다.

 힙을 들어 올릴 때, 상체를 골반보다 앞으로 더 숙여 주세요.

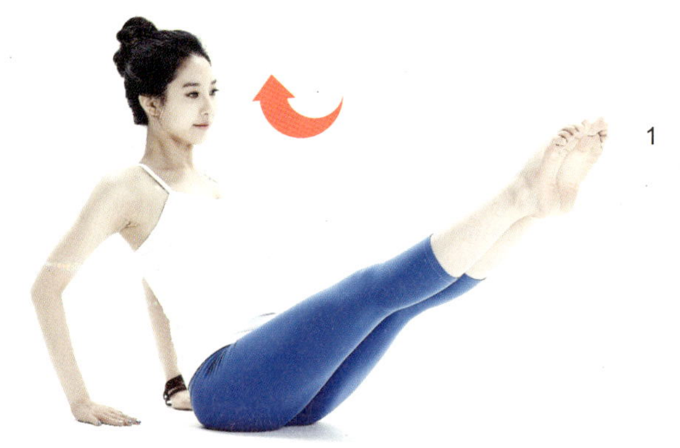

1

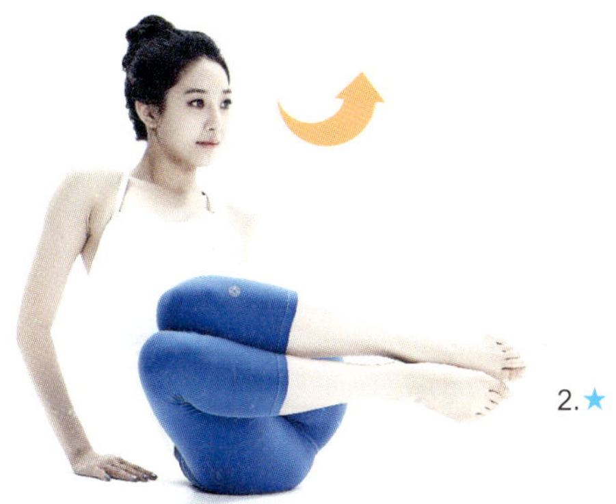

2.⭐

02 변형된 보트 자세

1. 두 손을 뒤로 짚고 앉은 상태에서 두 발을 들어 올리며 발끝을 구부립니다. 숨을 들이마십니다.
2. 숨을 내쉬며 두 무릎을 45도 틀어 한쪽 가슴 쪽으로 당겨 줍니다. 반대쪽까지 각각 15회씩 3~5세트 반복합니다.

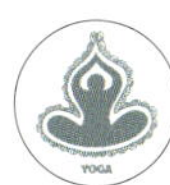 아랫배의 힘이 좋아지고 옆구리도 날씬해지는 자세입니다.

 무릎을 반대쪽 가슴 쪽으로 최대한 당겨 주세요.

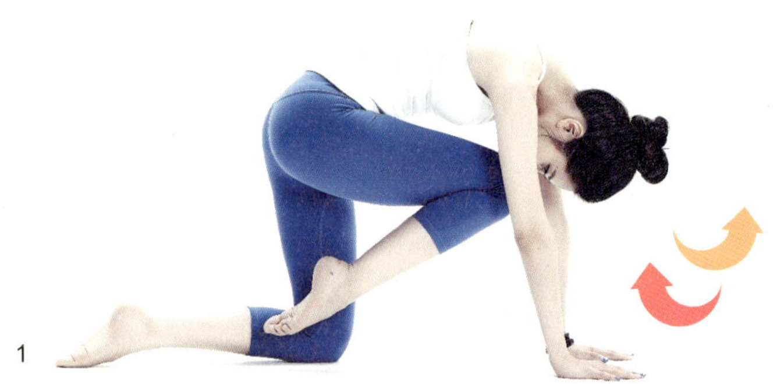

1

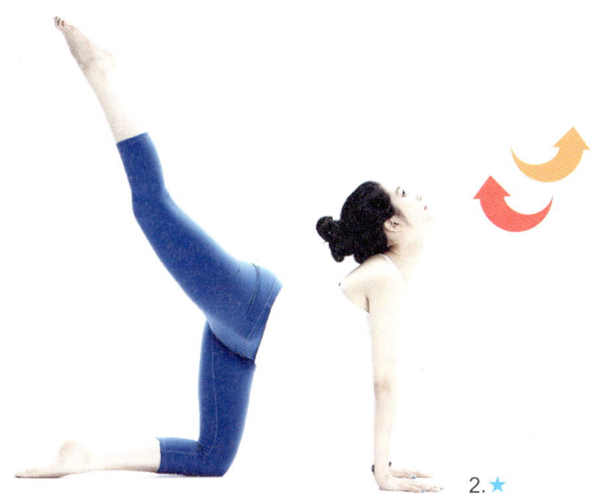

03 변형된 고양이 자세 3

1. 두 팔은 뻗어 바닥을 짚고 다리는 직각으로 굽혀 엎드립니다. 고개를 숙여 숨을 들이마시고, 내쉬면서 무릎을 가슴 쪽으로 당겨 턱과 무릎이 최대한 닿도록 합니다.
2. 다시 숨을 들이마시며 굽혔던 다리를 뒤로 천천히 들어 올리고 시선은 천장을 바라봅니다. 숨을 내쉽니다. 반대쪽까지 15회씩 3~5세트 반복합니다.

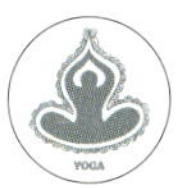 뱃살을 제거하고 엉덩이와 허벅지 라인을 만드는 동작입니다.

 다리를 위로 들어 올릴 때 골반이 바깥 쪽으로 많이 돌아가지 않게 주의하세요.

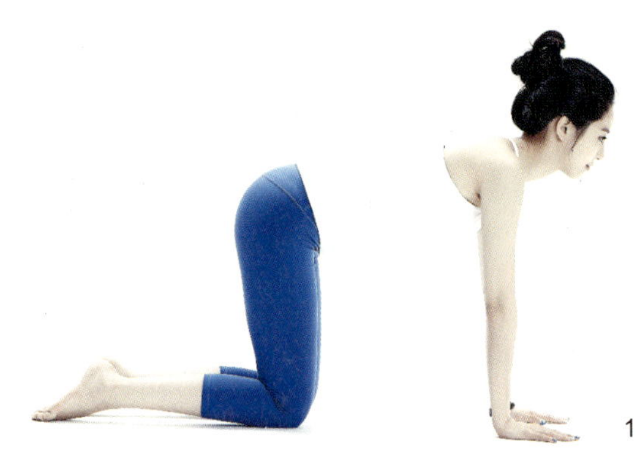

1

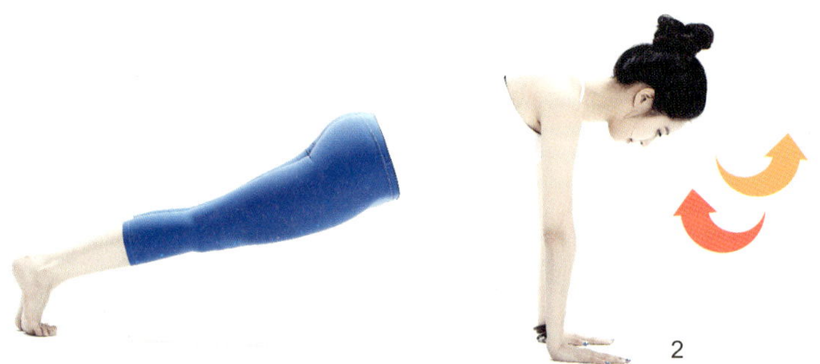

2

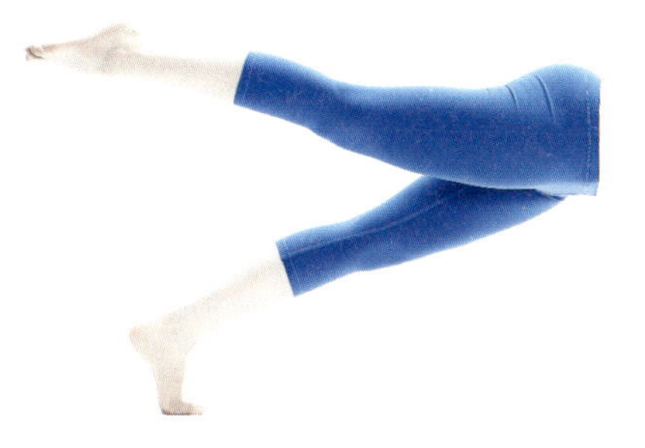 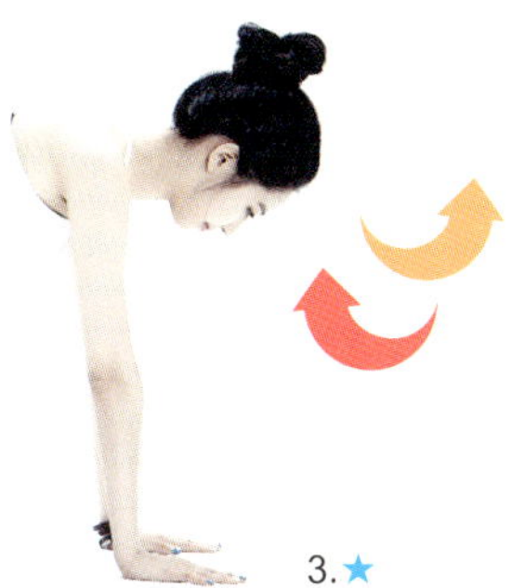

04 플랭크 자세

1. 두 손과 양쪽 무릎을 바닥에 대고 등을 곧게 펴서 테이블 자세를 취합니다.
2. 숨을 들이마시면서 엉덩이를 들어 올려 머리에서 엉덩이, 발꿈치까지 일직선이 되게 플랭크 자세를 만들고 숨을 내쉽니다.
3. 다시 숨을 들이마시면서 한쪽 다리를 엉덩이 위쪽으로 들어 올린 후 숨을 내쉽니다. 반대쪽까지 10회씩 3~5세트 반복합니다.

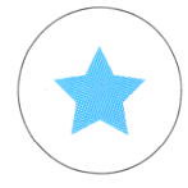 손목과 어깨가 일직선이 되도록 해주세요.

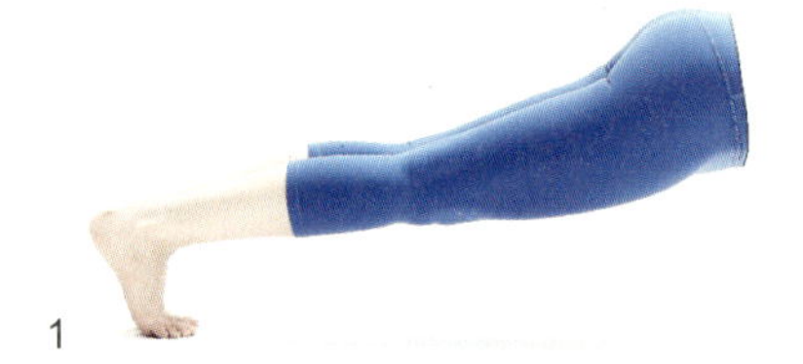1 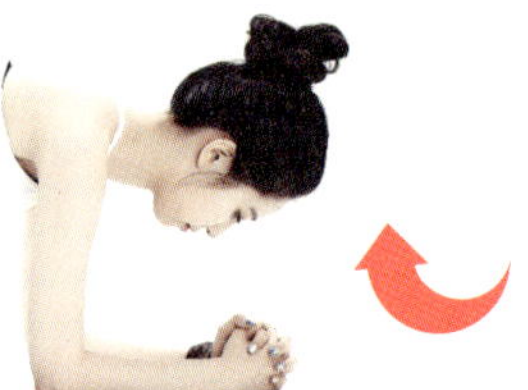

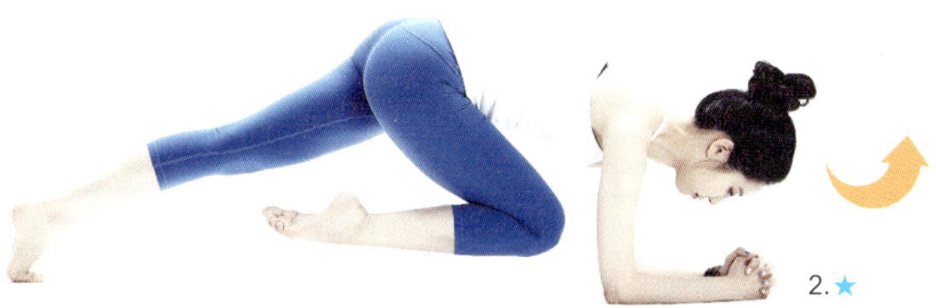

05 하프 플랭크 자세

1. 팔꿈치를 바닥에 대고 엉덩이를 들어 올리는 자세에서 숨을 들이마십니다.
2. 숨을 내쉬며 한쪽 무릎을 가슴 쪽으로 최대한 당겨 줍니다. 반대쪽도 같은 방법으로 각각
   10회씩 3~5세트 반복합니다.

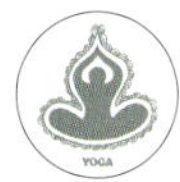
플랭크 자세는 복근의 힘을 강화하고 탄력을 만드는 동작입니다. 몸의 균형 감각을 비롯해 손
과 허벅지 바깥쪽, 옆구리의 힘이 좋아진답니다.

팔꿈치는 어깨너비로 유지하고 팔꿈치와 어깨가 일직선이 되도록 해주세요.

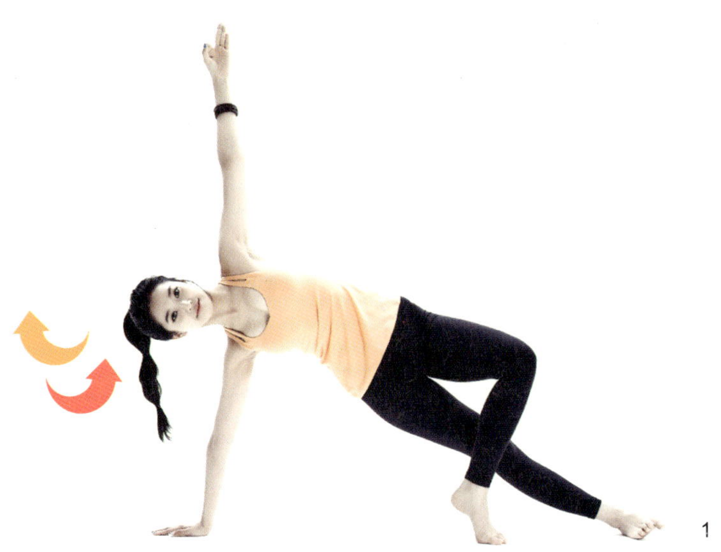

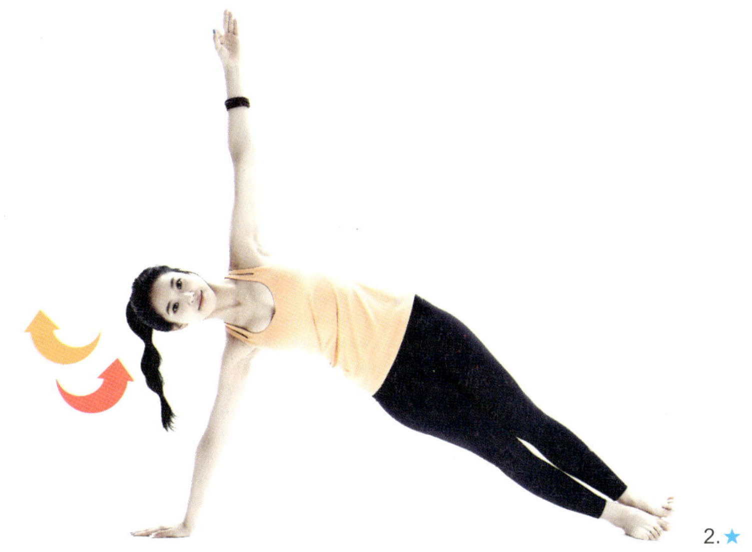

06 사이드 플랭크 자세

1. 플랭크 자세에서 시작합니다. 두 손을 바닥에 짚고 엉덩이를 들어올려 엎드린 상태에서 오른발을 왼발 앞으로 가져옵니다. 무게중심을 오른손으로 옮겨 바닥을 짚고 몸 전체를 측면으로 회전하면서 왼손은 천장을 향해 쭉 폅니다. 천천히 호흡합니다.
2. 가능하면 두 발을 모아 뻗어 봅니다. 30~60초 유지한 후 반대쪽도 반복합니다.

 두 팔이 일직선이 되도록 하고 골반을 최대한 높이 들어 올려 주세요.

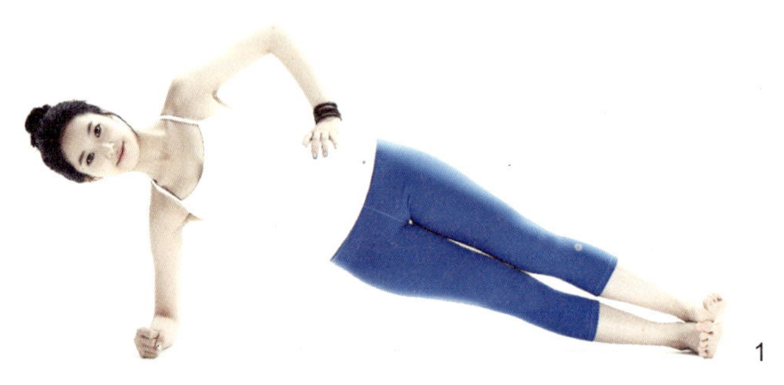
1

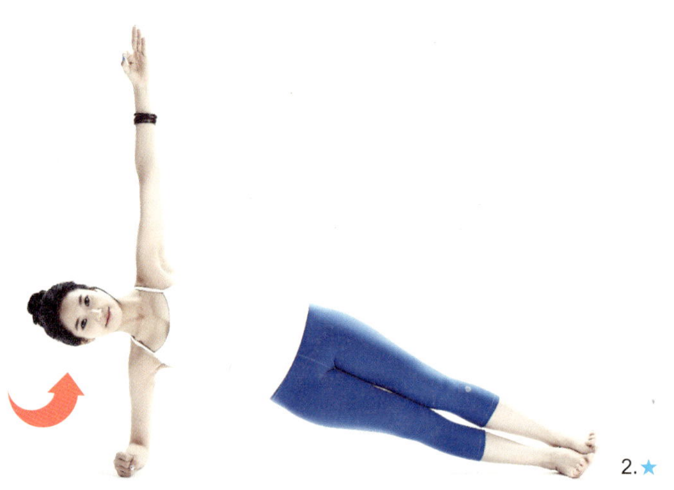
2.★

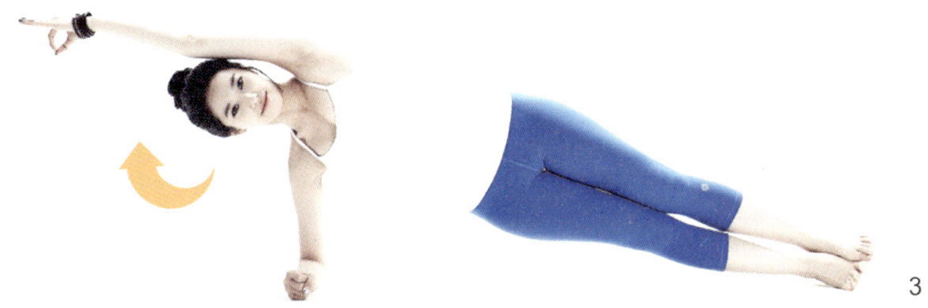

07 변형된 사이드 플랭크 자세 1

1. 오른쪽 팔꿈치를 바닥에 대고 발을 모아 엉덩이를 들어 올려 몸을 사선으로 만듭니다. 왼손은 왼쪽 허리를 짚습니다.
2. 왼손을 엄지손가락과 집게손가락으로 작은 원을 만드는 기얀 무드라를 한 채 숨을 들이마시며 위로 쭉 뻗습니다.
3. 숨을 내쉬며 왼손을 귀 옆으로 뻗습니다. 동작을 30~60초 유지한 후 반대쪽도 반복합니다.

팔꿈치와 어깨가 일직선이 되도록 하고 골반을 높이 올려 주세요.

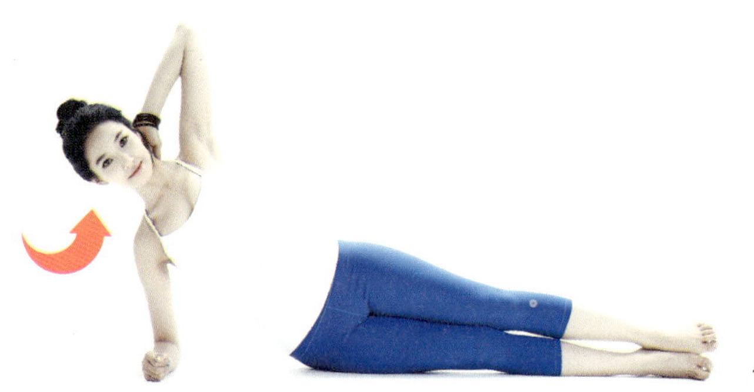

1

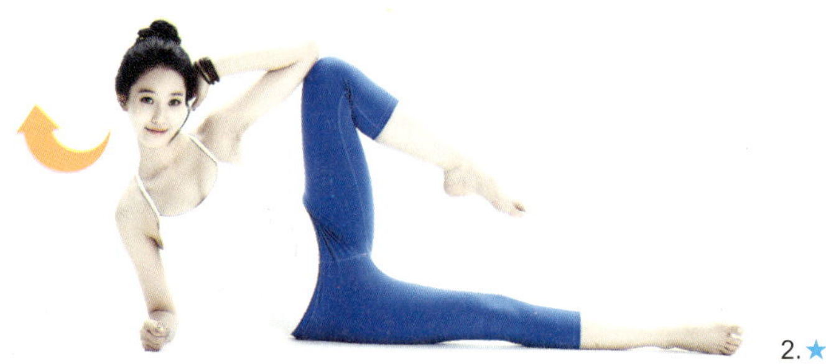

2. ★

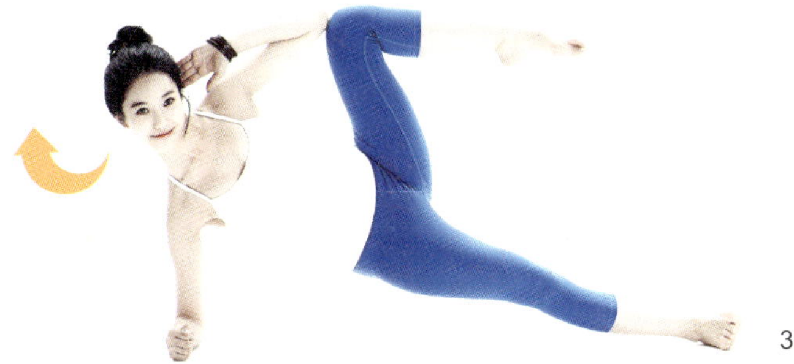

08 변형된 사이드 플랭크 자세 2

1. 오른쪽 팔꿈치를 바닥에 대고 옆으로 눕습니다. 왼손은 머리를 받치고 숨을 들이마십니다.
2. 숨을 내쉬면서 팔꿈치와 무릎이 최대한 가깝게 닿도록 합니다.
3. 앞의 동작이 가능하다면 숨을 내쉬며 골반도 들어 올려 봅니다. 반대쪽까지 15회씩 3~5 세트 반복합니다.

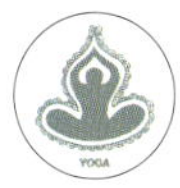

사이드 플랭크 자세는 복부의 힘을 기를 뿐만 아니라 몸의 군살을 제거하는 효과가 있습니다. 하지만 손힘만으로 자세를 유지하기 때문에 손목에 무리가 갈 수도 있습니다.

팔꿈치와 무릎을 서로 닿게 할 때 골반이 내려오지 않도록 주의해 주세요.

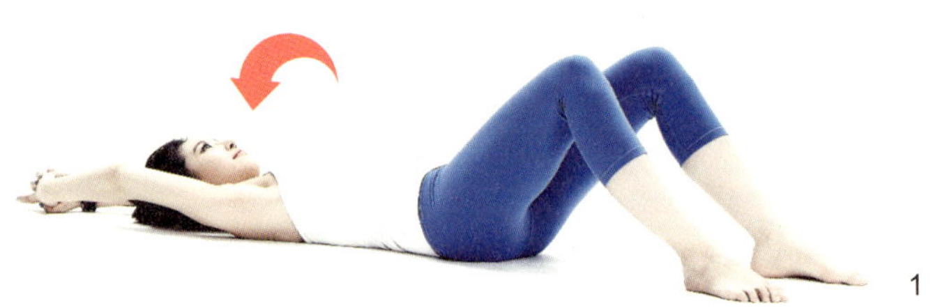

1

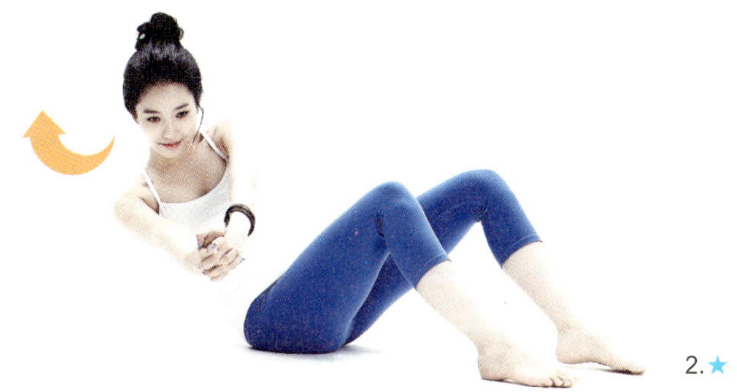

09 트위스트 크런치 자세

1. 무릎을 세우고 누운 자세에서 두 손을 집게손가락을 세우고 마주 잡아 총 쏘는 모양을 만들어 머리 위로 뻗습니다. 숨을 들이마십니다.
2. 숨을 내쉬며 상체를 한쪽으로 비틀며 들어 줍니다. 손은 그대로 앞쪽을 향합니다. 반대쪽도 같은 방법으로 각각 10회씩 3~5세트 반복합니다.

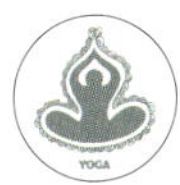 옆구리와 복부의 라인을 만드는 자세입니다.

 상체를 들어 올릴 때 양쪽 어깨가 바닥에 닿지 않도록 주의해 주세요.

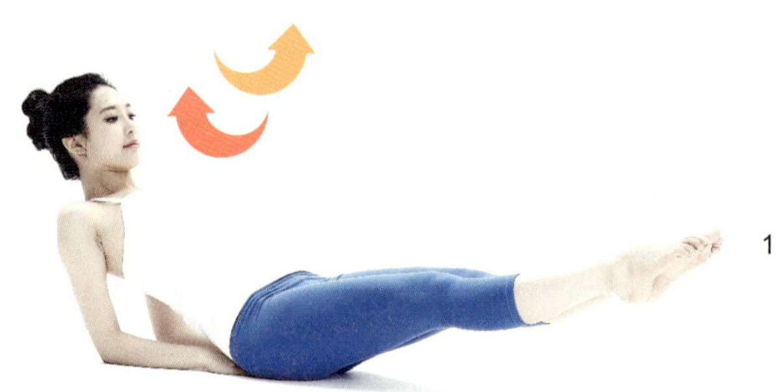

1

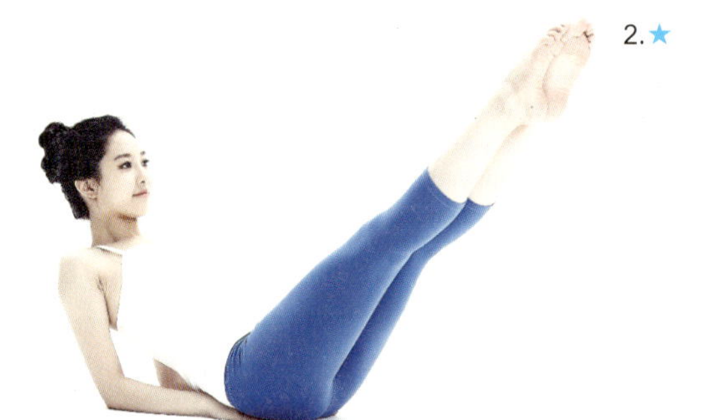

2.★

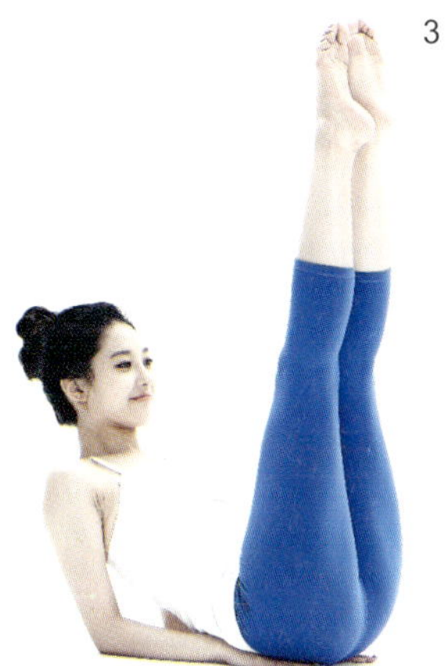

10 레그 레이즈 자세

1. 팔꿈치를 뒤로 돌려 바닥에 대고 양쪽 손등으로 엉덩이를 받쳐 줍니다. 이때 팔꿈치는 어깨와 직각이 되도록 유지하고 숨을 들이마시면서 서서히 두 발을 30도 정도 올리고 숨을 내쉽니다.
2. 두 발을 60도 정도 들어 올립니다.
3. 두 발을 90도까지 들어 올립니다. 각각 10회씩 3~5세트 반복합니다.

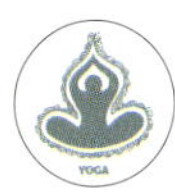 하복부에 탄력이 생기고 11자 복근이 만들어지는 자세입니다.

 다리를 위아래로 들어 올릴 때 허리가 꺾이지 않도록 주의해 주세요.

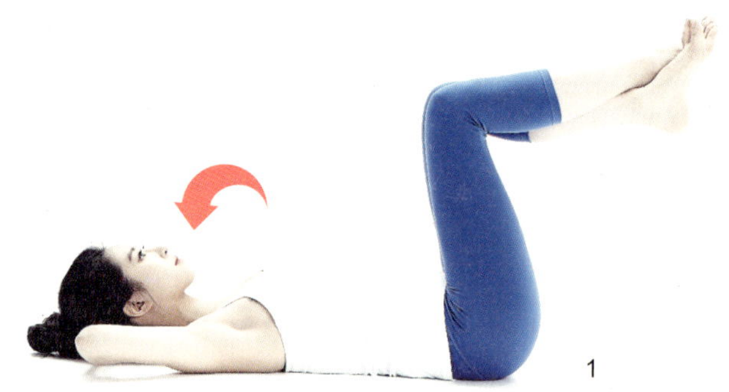

1

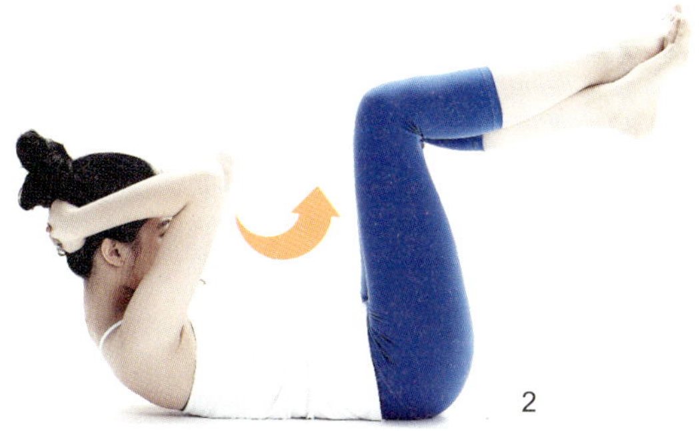

2

11 변형된 크런치 자세 2

1. 등을 대고 누운 상태에서 두 팔은 깍지 껴서 머리를 받치고 두 발은 직각으로 구부려 발목을 X자로 꼬아 줍니다. 숨을 들이마십니다.
2. 숨을 내쉬며 상체를 들어 올립니다. 이때 어깨는 되도록 바닥에서 떨어져야 합니다. 동작을 10회씩 3~5세트 반복합니다.

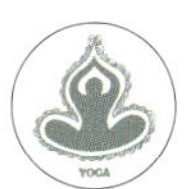

윗배의 근육이 강해지고 뱃살이 빠지는 자세입니다.

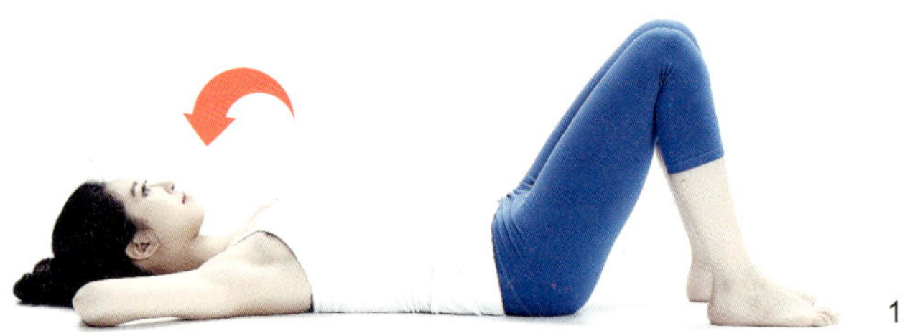

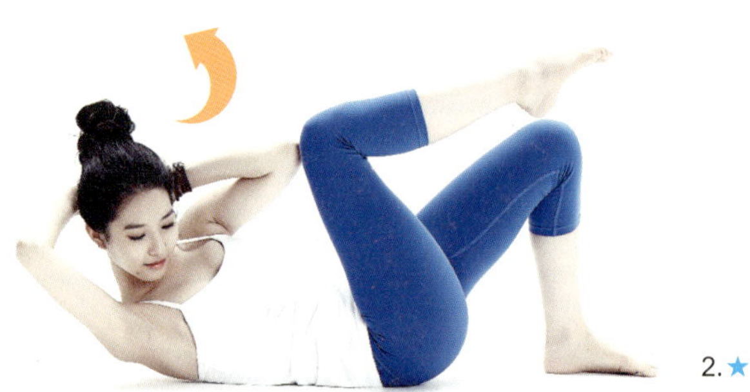

12 변형된 크런치 자세 3

1. 등을 대고 누운 상태에서 두 팔은 깍지 껴서 머리를 받치고 두 발은 무릎을 구부려 바닥에 내려놓습니다. 숨을 들이마십니다.
2. 숨을 내쉬며 반대쪽 팔꿈치와 무릎이 닿도록 합니다. 이때 한쪽 무릎은 직각으로 세울 수 있으며 어깨는 바닥에서 떨어지도록 해야 합니다. 좌우 10회씩 3~5세트 반복합니다.

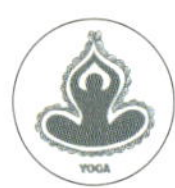

옆구리와 복부에 자극을 주어 뱃살을 빼는 자세입니다.

팔꿈치와 무릎이 몸의 중간에서 만나도록 하고 어깨가 바닥에 닿지 않도록 해주세요.

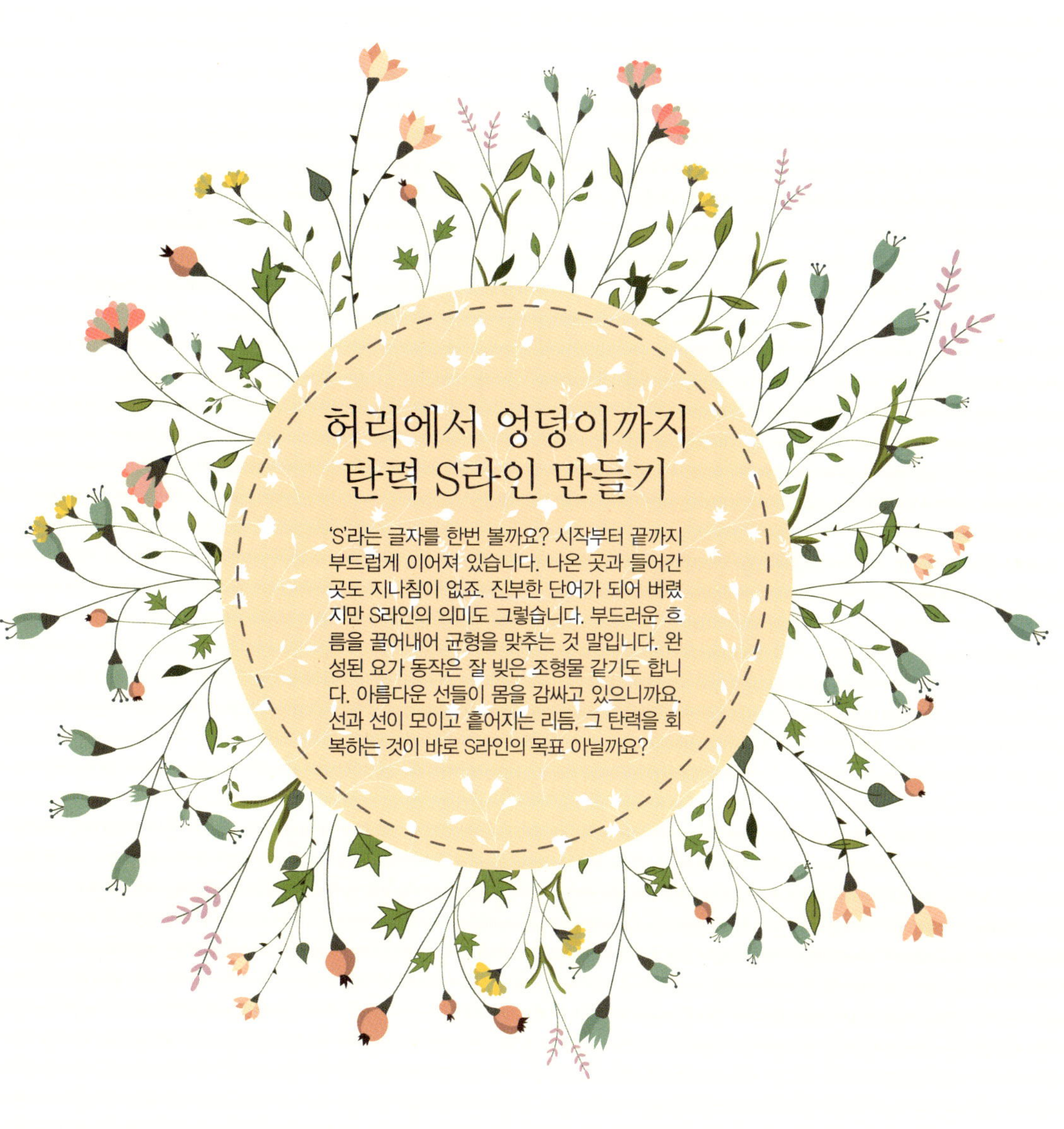

허리에서 엉덩이까지 탄력 S라인 만들기

'S'라는 글자를 한번 볼까요? 시작부터 끝까지 부드럽게 이어져 있습니다. 나온 곳과 들어간 곳도 지나침이 없죠. 진부한 단어가 되어 버렸지만 S라인의 의미도 그렇습니다. 부드러운 흐름을 끌어내어 균형을 맞추는 것 말입니다. 완성된 요가 동작은 잘 빚은 조형물 같기도 합니다. 아름다운 선들이 몸을 감싸고 있으니까요. 선과 선이 모이고 흩어지는 리듬, 그 탄력을 회복하는 것이 바로 S라인의 목표 아닐까요?

1

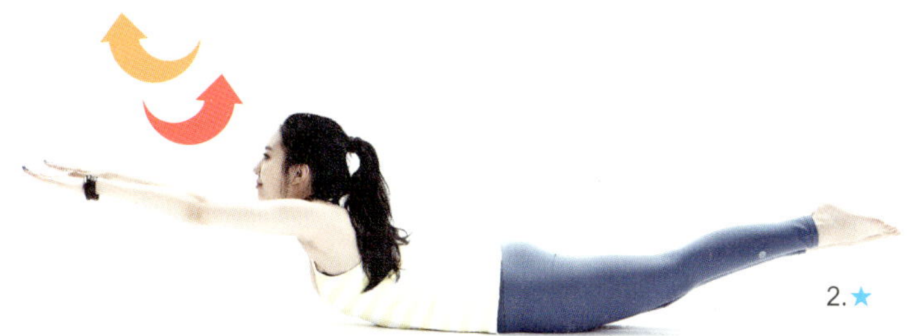

01 메뚜기 자세

1. 바닥에 배를 대고 엎드립니다. 고개는 살짝 들고 두 팔은 앞으로 쭉 뻗습니다. 숨을 들이마십니다.
2. 숨을 내쉬었다가 다시 마시는 호흡에 다리와 팔을 길게 뻗으며 들어 올립니다. 30~60초 자세를 유지한 후 숨을 내쉽니다. 같은 동작을 3회 반복합니다.

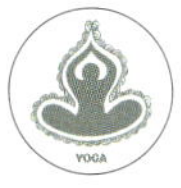 허리와 엉덩이, 복부를 힘을 단련하고 몸의 전체 라인을 가꾸는 동작입니다.

 팔과 다리를 들었을 때 무릎과 뛰꿈치를 붙여 주세요.

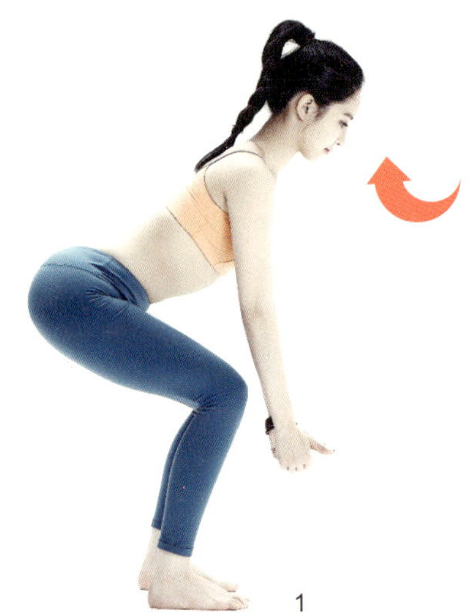

1

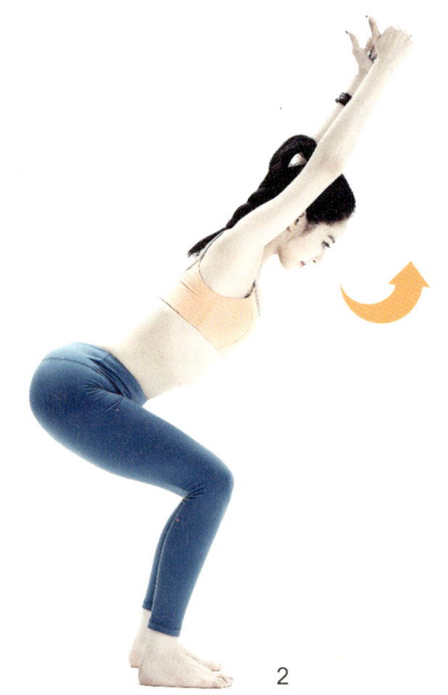

2

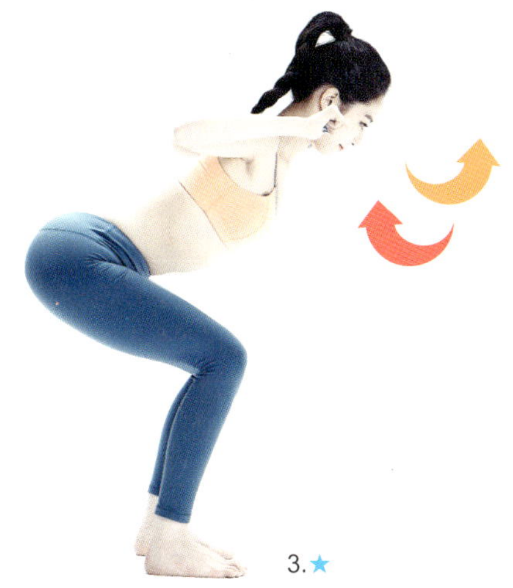

3. ⭐

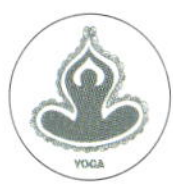

02 스쿼트 자세

02 스쿼트 자세

1. 다리를 붙이고 똑바로 선 자세에서 두 팔을 아래로 뻗어 주먹을 쥔 채 마주하고 엄지손가락만 폅니다. 숨을 들이마시며 엉덩이를 뒤로 빼서 살짝 앉는 자세를 취합니다.
2. 숨을 내쉬며 팔을 머리 위로 뻗습니다.
3. 다시 숨을 들이마신 후, 내쉬면서 양팔꿈치를 귀 옆으로 내려 등 뒤로 당깁니다. 동작을 10회 정도 반복합니다.

어깨와 등, 허리의 근육을 강화해 몸의 뒤쪽 라인을 정리하는 자세로 하체의 힘도 길러집니다.

자세를 유지할 때 무릎이 발끝을 넘어가지 않도록 주의해 주세요.

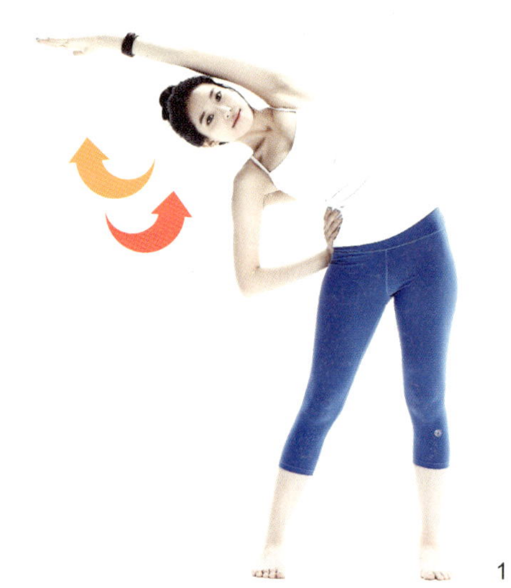

1

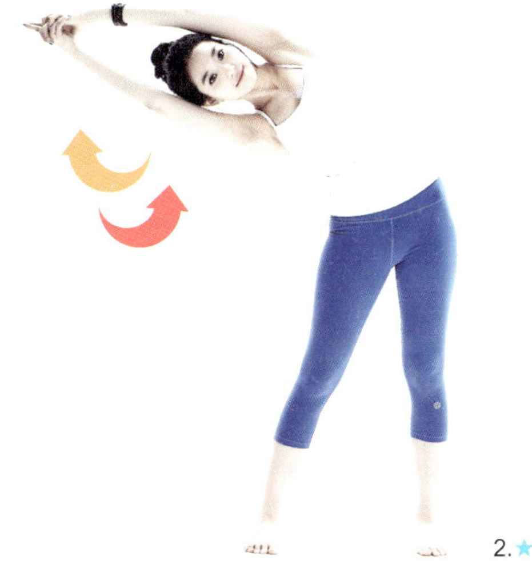

03 사이드 밴딩 자세 3

1. 어깨너비로 다리를 벌리고 서서 오른손은 허리를 잡고 왼손은 귀 옆에 붙인 후 숨을 들이
   마십니다. 천천히 숨을 내쉬며 골반을 옆으로 밀어 상체를 오른쪽 아래로 기울입니다.
2. 앞의 자세에서 양손을 깍지 끼고 잡아 봅니다. 자세를 멈추고 30~60초 호흡한 후 반대쪽
   도 반복합니다.

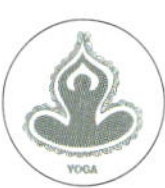

다리 힘이 길러지고 허리와 옆구리, 겨드랑이가 유연해지는 자세입니다.

어깨와 골반이 수평이 되도록 해주세요.

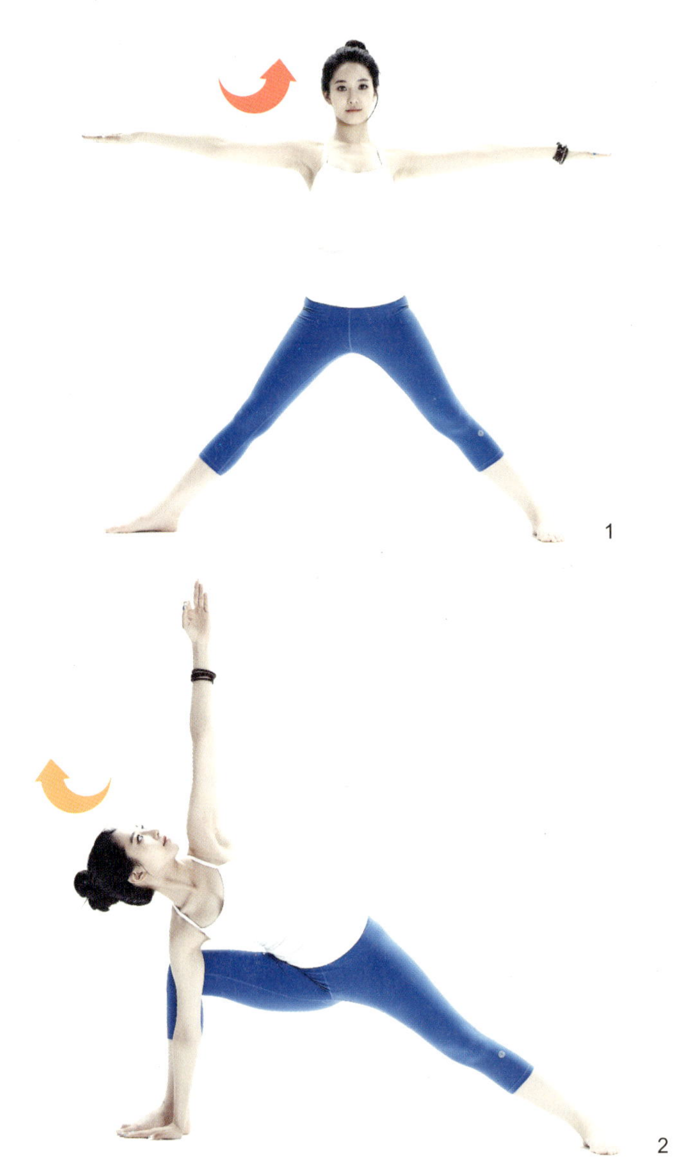

1
2

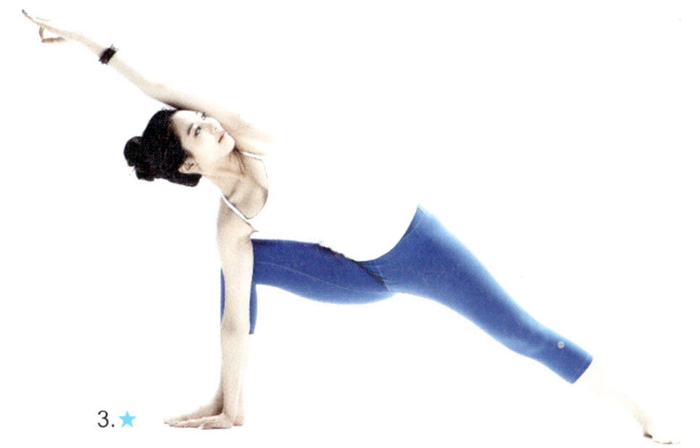

3. ★

04 측면 각 자세

1. 두 팔을 어깨 높이로 들어 올려 곧게 뻗습니다. 다리는 1.5미터 정도로 벌린 후 오른발은 바깥으로 90도, 왼발은 안으로 10도 정도 돌립니다. 숨을 들이마십니다.
2. 숨을 내쉬며 오른쪽 무릎을 직각으로 굽힙니다. 이때 오른손은 바닥을 짚고 왼손과 시선은 천장을 향합니다.
3. 앞의 자세에서 왼손을 왼쪽 귀 옆으로 붙입니다. 동작을 30~60초 유지한 후 반대쪽도 반복합니다.

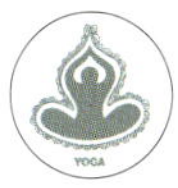 다리 힘을 기르고 몸의 측면 라인을 정리하는 자세입니다.

 바닥을 짚은 팔로 무릎을 바깥 쪽으로 밀어 주세요.

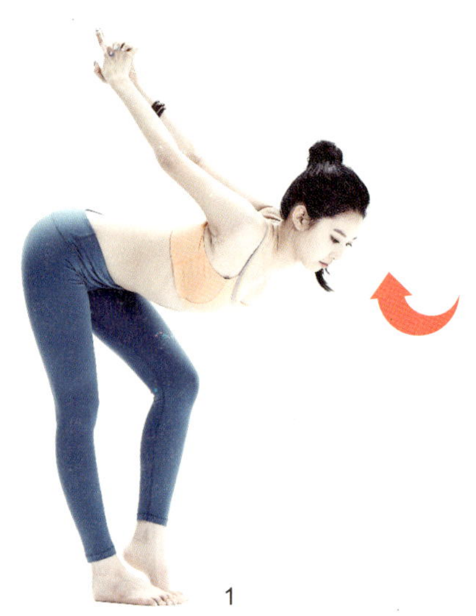

1

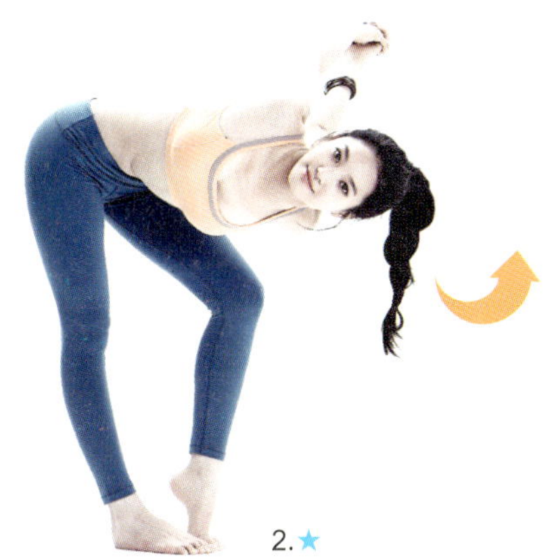

2. ★

05 상체 등 펴서 비틀기 자세

1. 다리와 몸이 직각이 되도록 구부린 후 왼쪽 발꿈치를 들고 두 손은 등 뒤에서 깍지 껴서 위로 뻗습니다. 숨을 들이마십니다.
2. 숨을 내쉬며 상체를 오른쪽 측면으로 비틀어 봅니다. 자세를 30~60초 유지한 후 반대쪽도 반복합니다.

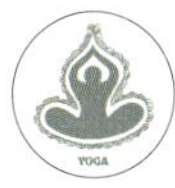 다리와 상체를 자극하는 자세로 몸의 혈액순환을 도와 부기를 가라앉히는 데 좋습니다.

 팔이 아래로 내려오지 않도록 머리 쪽으로 최대한 올려주세요.

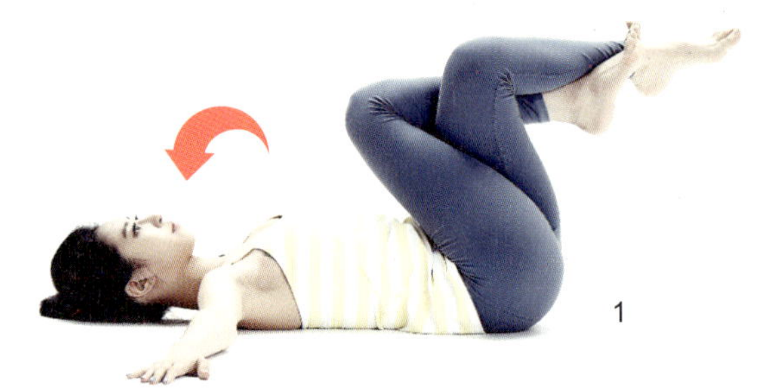

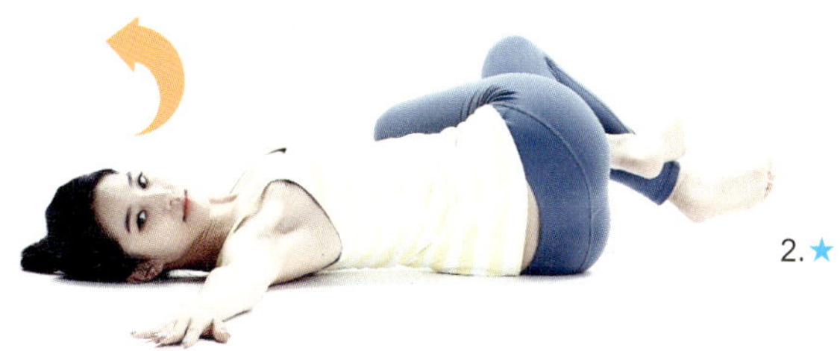

06 허리 비틀기 자세

1. 등을 바닥에 대고 누운 자세에서 허리가 뜨지 않게 주의하며 양 팔을 어깨 높이로 펼치고 다리는 들어 올려 두 번 꼬아 줍니다. 숨을 들이마십니다.
2. 숨을 내쉬며 허리를 비틀어 다리를 왼쪽으로 넘기고 시선은 반대쪽을 바라봅니다. 동작을 30~60초 유지한 후 반대쪽도 반복합니다.

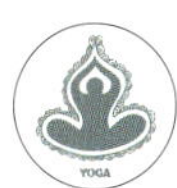

다리의 혈액순환을 돕고 허리를 편안하게 이완시키는 동작입니다.

무릎을 반대쪽으로 넘길 때 어깨가 바닥에서 뜨지 않도록 하세요.

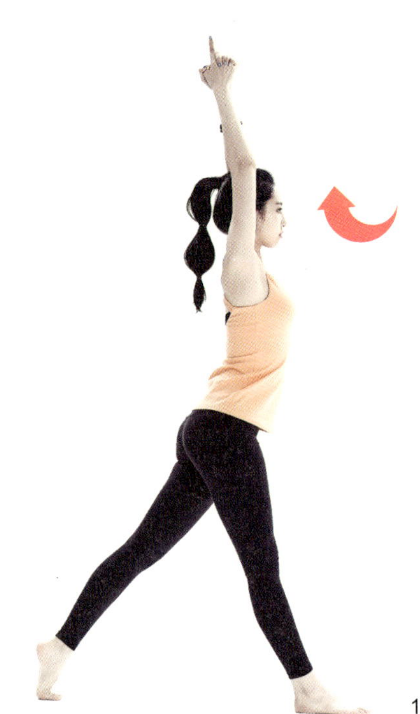

1

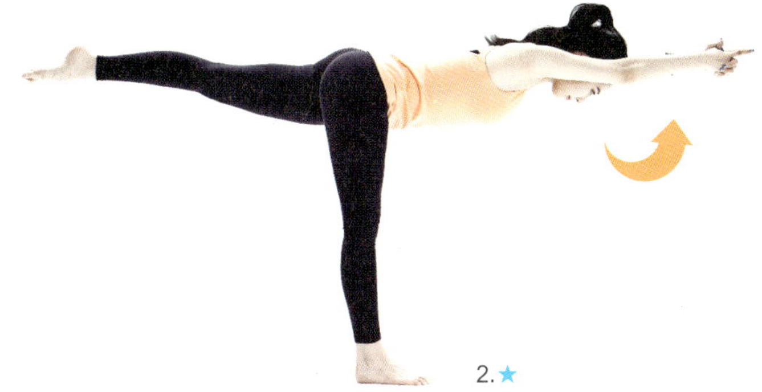

07 전사 자세 3

1. 다리를 앞뒤로 어깨너비쯤 벌려 서고 두 손은 머리 위에서 검지를 세워 깍지를 낍니다. 숨을 들이마십니다.
2. 오른발에 체중을 옮긴 후 숨을 내쉬며 왼쪽 다리를 들어 올립니다. 이때 왼쪽 다리와 상체, 손끝이 일직선이 되도록 합니다. 동작을 30~60초 유지한 후 반대쪽도 반복합니다.

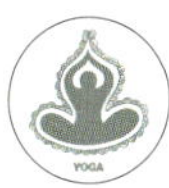 몸의 균형 감각을 기르는 자세로 다리와 등 라인까지 아름다워집니다.

 골반이 수평이 되도록 하고 허리를 굽히지 않도록 주의하세요.

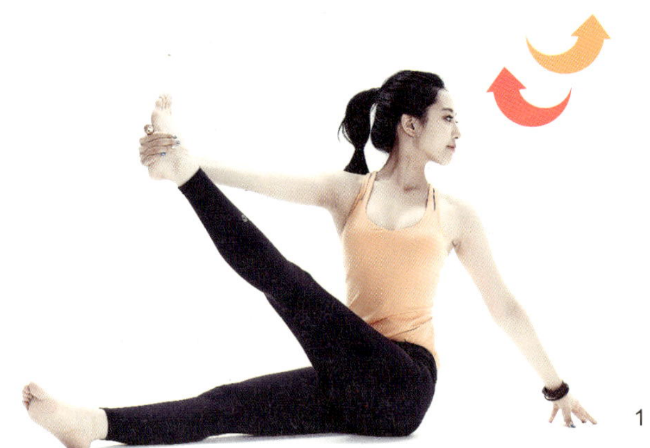

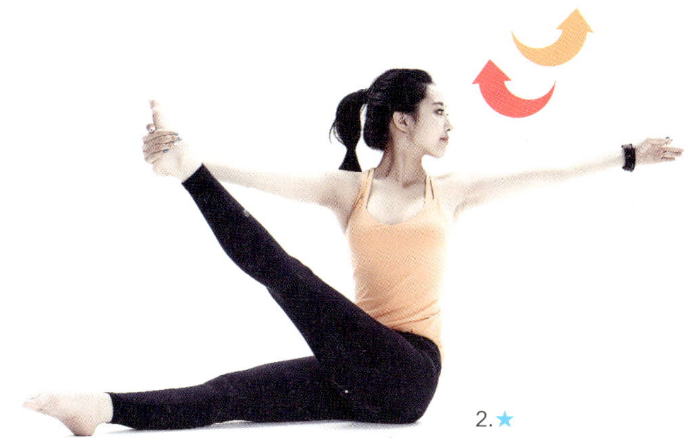

2.★

08 변형된 척추 비틀기 자세

1. 다리를 앞으로 뻗어 앉습니다. 숨을 천천히 들이마시며 왼쪽 다리를 들어 올립니다. 이때 오른손은 발바닥을 감싸듯 쥐고 왼팔은 뒤쪽으로 뻗어 손끝을 세우고 바닥을 짚습니다. 고개와 척추를 왼쪽으로 비틀며 숨을 내쉽니다.
2. 같은 자세에서 오른발 끝에 힘을 주고 가능하면 왼손을 들어 올려 길게 뻗어 호흡합니다.

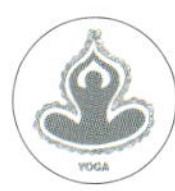 척추에 활기를 불어넣는 자세로 허리와 다리 라인까지 정돈해 줍니다.

 허리를 앞으로 밀어주고 척추를 바르게 세워주세요.

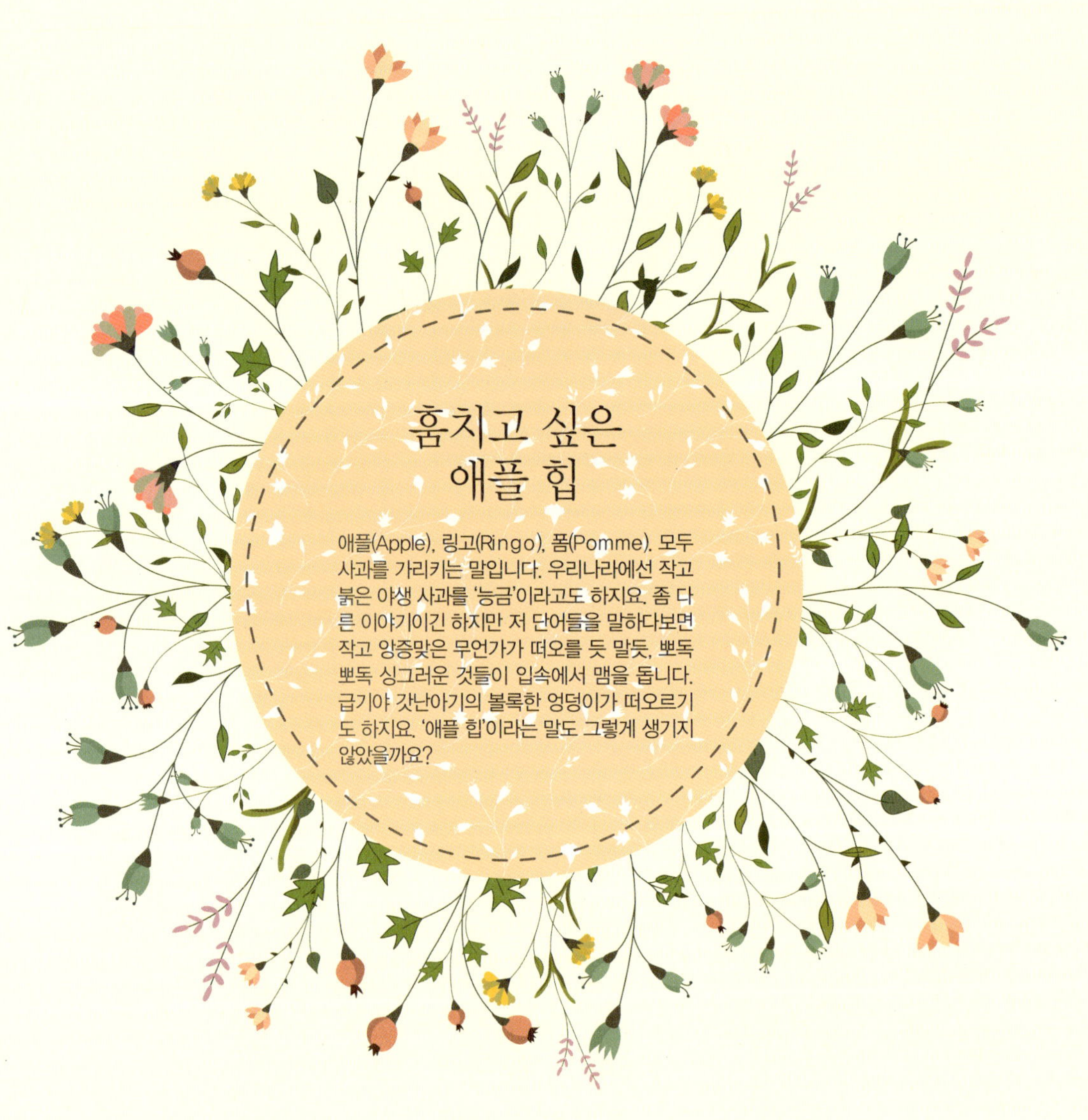

훔치고 싶은
애플 힙

애플(Apple), 링고(Ringo), 폼(Pomme), 모두
사과를 가리키는 말입니다. 우리나라에선 작고
붉은 야생 사과를 '능금'이라고도 하지요. 좀 다
른 이야기이긴 하지만 저 단어들을 말하다보면
작고 앙증맞은 무언가가 떠오를 듯 말듯, 뽀독
뽀독 싱그러운 것들이 입속에서 맴을 돕니다.
급기야 갓난아기의 볼록한 엉덩이가 떠오르기
도 하지요. '애플 힙'이라는 말도 그렇게 생기지
않았을까요?

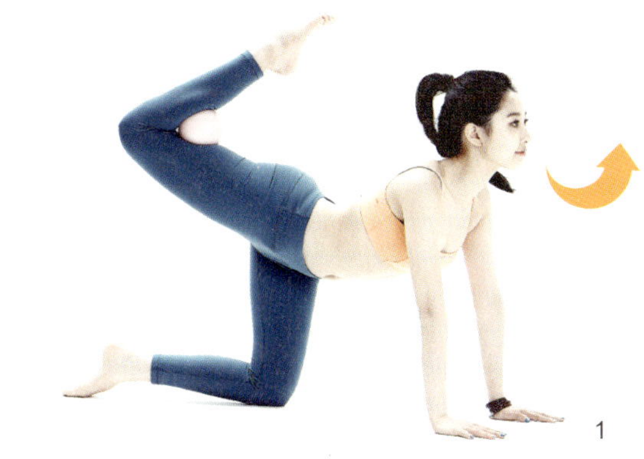

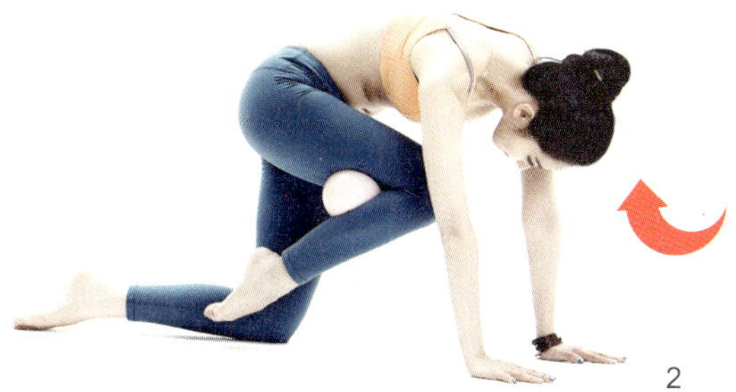

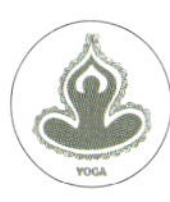

01 **변형된 고양이 자세 1**

1. 웨이트볼을 끼운 다리를 뒤로 들어 올리며 숨을 내쉽니다. 고개는 들어 정면을 바라봅니다.
2. 다시 고개를 숙여 숨을 들이마시며 들어 올린 다리를 얼굴과 최대한 가까워지게 내립니다.
   15회씩 3세트 반복합니다. 15회씩 3세트 반복합니다.

다리와 엉덩이의 전체 라인을 가꾸는 동작입니다.

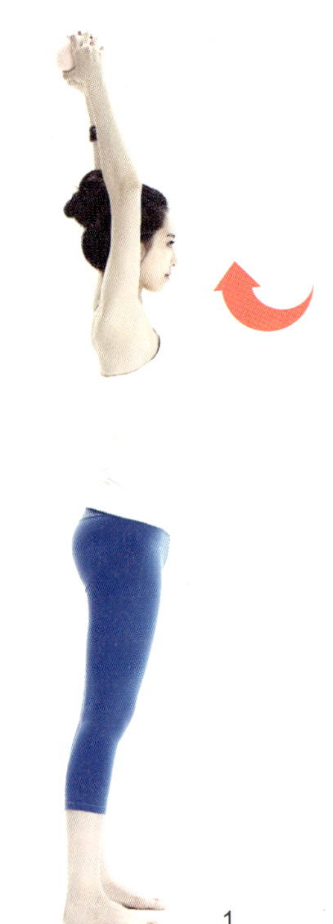

1

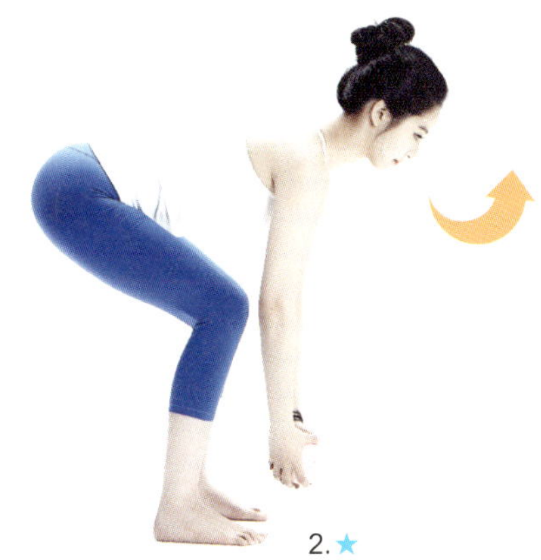

02 변형된 스쿼트 자세 1

1. 다리를 어깨너비만큼 벌려 서고 두 팔은 쭉 뻗어 웨이트볼을 잡습니다. 숨을 들이마십니다.
2. 숨을 내쉬며 엉덩이를 뒤로 빼고 등은 편 채 상체를 서서히 내려 무릎과 팔꿈치가 만나는 지점에서 멈춥니다. 다시 숨을 들이 마시며 일어서는데, 손을 머리 위로 천천히 들어 올리면서 엉덩이를 조여 주는 느낌으로 일어섭니다. 15회씩 3~5세트 반복한다.

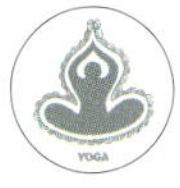
하체의 힘을 기르고 엉덩이의 탄력을 만드는 자세입니다.

무릎이 발끝을 넘어가지 않도록 하고 척추를 펴서 아래로 숙여주세요.

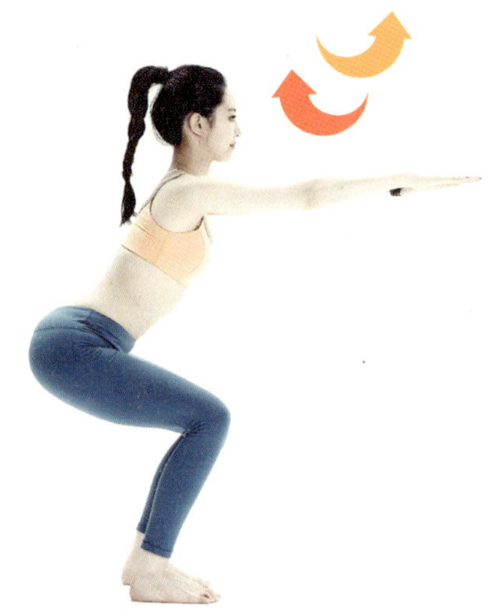

03   변형된 스쿼트 자세 2

두 손은 앞으로 나란히 하고 다리는 어깨너비로 벌려 숨을 들이마십니다. 숨을 내쉬며 엉덩이를 뒤로 빼며 무릎을 직각으로 굽혀 보는데 이때 무릎은 발끝을 넘어서지 않도록 주의합니다. 동작을 15~30회 3~5세트 반복합니다.

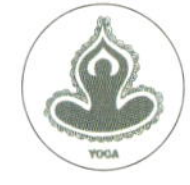

엉덩이와 허벅지 근육을 잡고 처진 엉덩이를 올리는 자세입니다.

무릎이 발끝을 넘어가지 않도록 주의하세요.

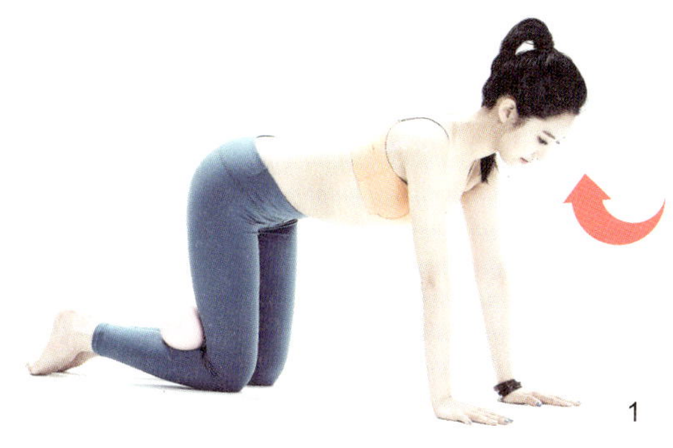

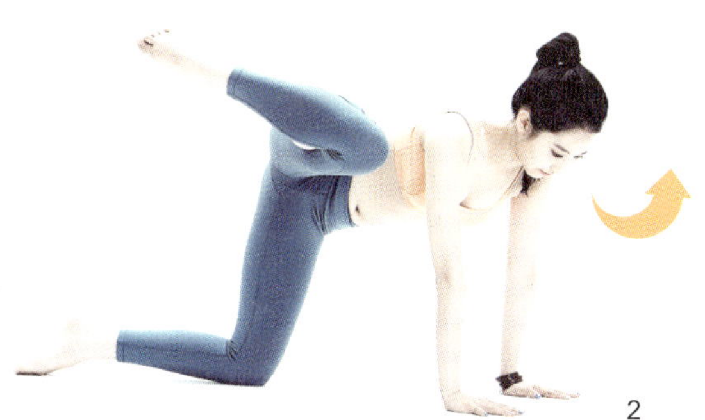

04 변형된 고양이 자세 2

1. 두 손은 바닥을 짚고 오른쪽 무릎에 웨이트볼을 끼운 채 엎드려서 숨을 들이마십니다.
2. 웨이트볼을 끼운 오른쪽 다리를 골반과 직각이 되도록 옆으로 벌리며 숨을 내쉽니다. 반대
   쪽까지 각 15회씩 3세트 반복합니다.

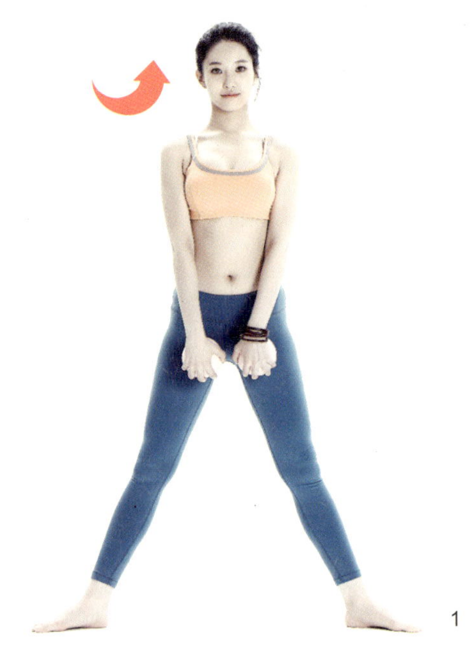

1

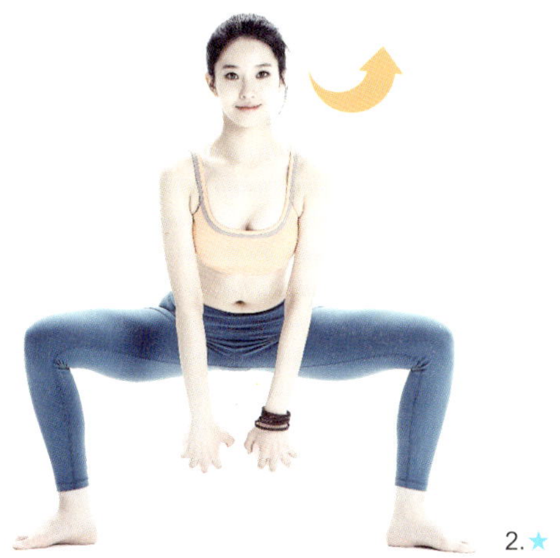

05 와이드 스쿼트 자세 1

1. 한 팔에 하나씩 웨이트볼을 쥐고 섭니다. 이때 발은 어깨너비의 두 배로 벌리고 발끝은 바깥쪽으로 60~90도 향합니다. 숨을 들이마십니다.
2. 숨을 내쉬며 무릎을 바깥쪽으로 벌려 직각이 되게 합니다. 동작을 15~30회 3~5세트 반복합니다.

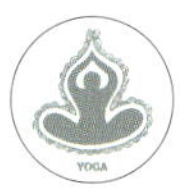

골반과 허벅지의 라인을 가꾸는 자세로 힙업에도 도움이 됩니다.

골반을 무릎과 수평이 될 때까지 아래로 내려 주세요.

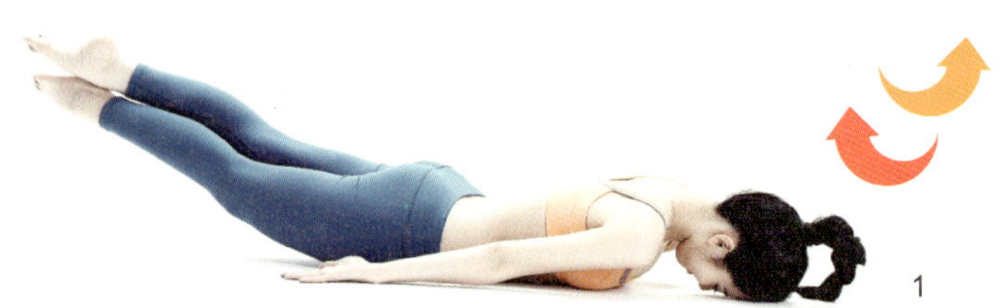

1

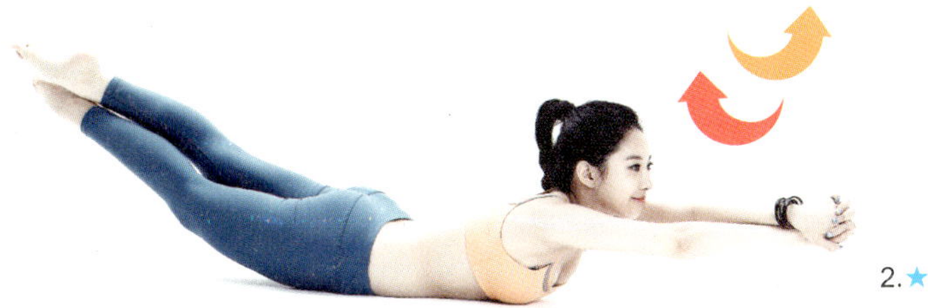

06 변형된 메뚜기 자세 1

1. 이마와 가슴을 바닥에 대고 누운 후 숨을 들이마시며 발목을 교차한 발을 들어 올리면서 숨을 내쉽니다.
2. 두 손을 얼굴 앞에서 깍지 껴 펴고 다시 숨을 들이마시며 상체를 들어 올린 후 숨을 내쉽니다. 30~60초 유지후 반대쪽도 반복합니다.

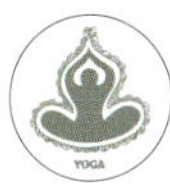
다리와 팔의 군살이 정리되고 허리의 힘이 튼튼해지며 엉덩이 모양도 예뻐지는 자세입니다.

팔과 다리를 꼬고 앞뒤로 강하게 뻗어 주세요.

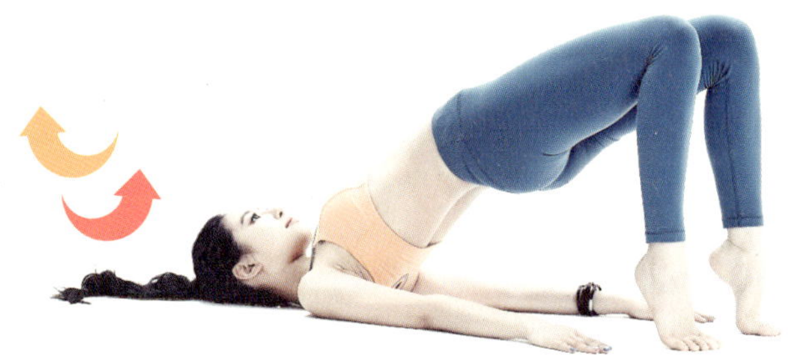

1. ★

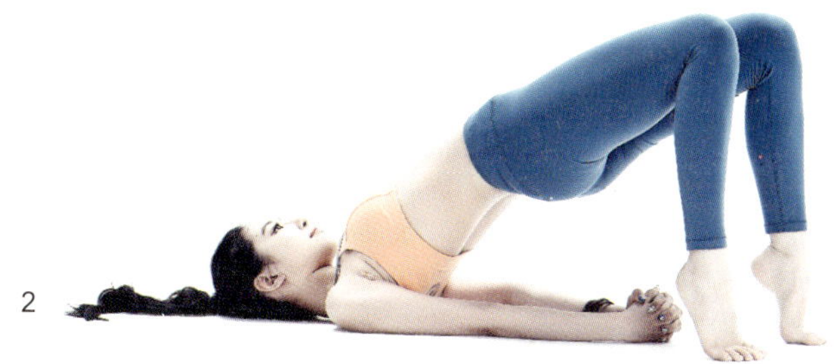

2

07 골반 올리기 2

1. 등을 바닥에 대고 누운 후 두 다리는 골반 넓이로 벌리고 숨을 들이마십니다. 발꿈치를 들어 숨을 내쉬면서 동시에 골반을 높이 들어 올립니다. 동작을 30~60초 유지합니다.
2. 가능하면 깍지를 낀 채 골반을 들어 올립니다. 3~5세트 반복합니다.

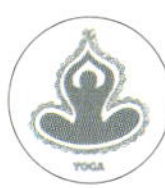

발목과 종아리 라인이 예뻐지고 허벅지와 엉덩이의 탄력이 좋아지는 동작입니다.

발끝과 무릎이 직각이 되도록 만들어 주세요.

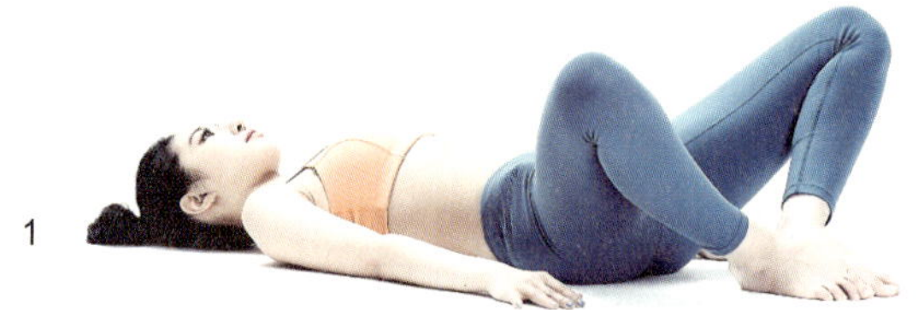

1

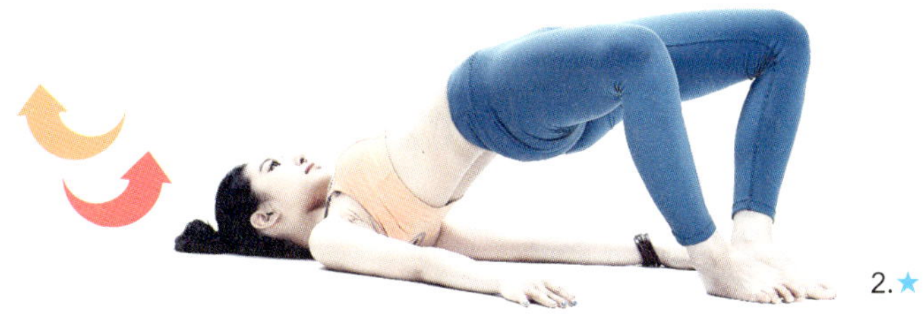

08 골반 올리기 3

1. 등을 바닥에 대고 누운 자세에서 두 손은 옆으로 붙이고 무릎은 세워서 벌립니다.
2. 숨을 들이마시고 손으로 바닥을 밀며 골반을 위로 올린 후 숨을 내쉽니다. 30~60초 유지한 후 동작을 3회 반복합니다.

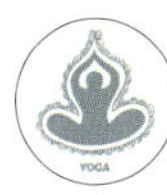

골반을 여는 자세로 엉덩이와 복부 근육도 튼튼해집니다.

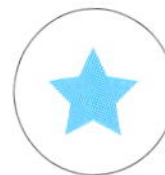

발목, 무릎, 골반까지, 세 개의 관절이 직각이 되도록 만들어 주세요.

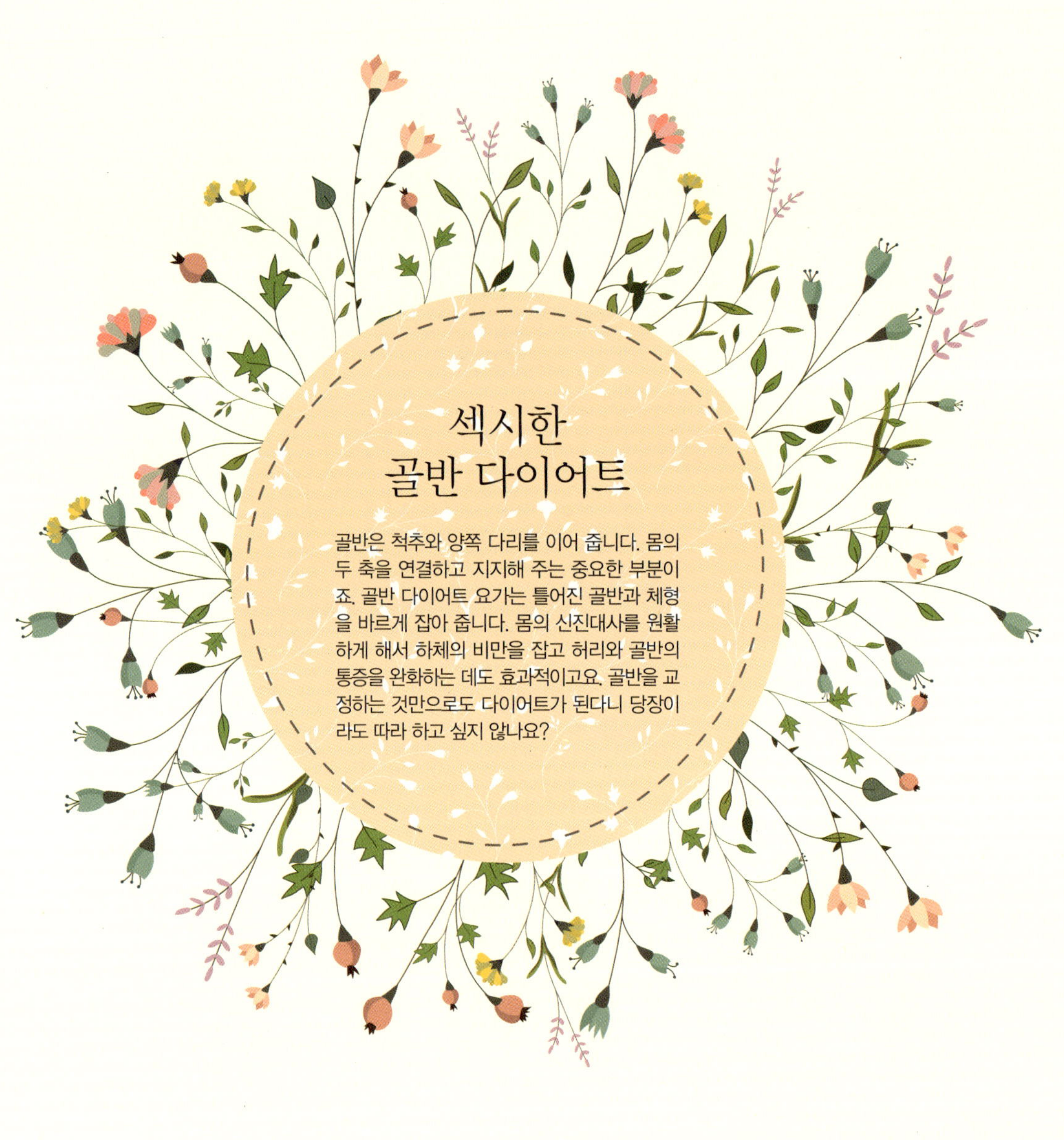

섹시한
골반 다이어트

골반은 척추와 양쪽 다리를 이어 줍니다. 몸의
두 축을 연결하고 지지해 주는 중요한 부분이
죠. 골반 다이어트 요가는 틀어진 골반과 체형
을 바르게 잡아 줍니다. 몸의 신진대사를 원활
하게 해서 하체의 비만을 잡고 허리와 골반의
통증을 완화하는 데도 효과적이고요. 골반을 교
정하는 것만으로도 다이어트가 된다니 당장이
라도 따라 하고 싶지 않나요?

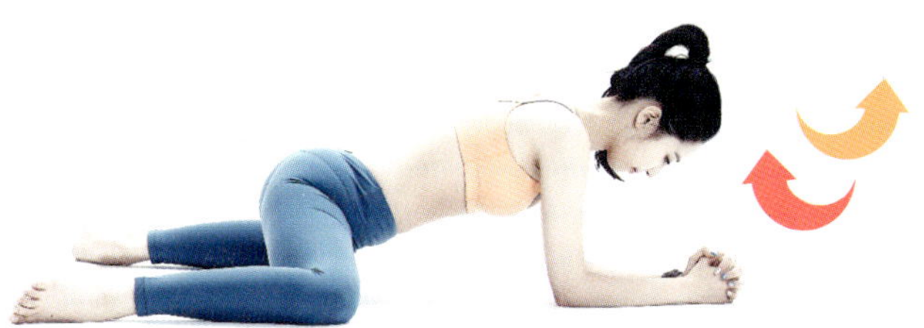

01 **개구리 자세**

무릎과 팔꿈치를 바닥에 대고 허리와 바닥이 수평이 되게 엎드린 고양이 자세에서 숨을 들이마십니다. 팔꿈치는 바닥에 댄 채 무릎을 옆으로 넓히고 숨을 내쉬며 서서히 골반을 내립니다. 동작을 30~60초 유지한 후 돌아옵니다.

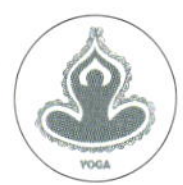 골반의 균형을 맞춰 주는 자세로 고관절은 유연해지고, 골반 라인은 매끄러워집니다.

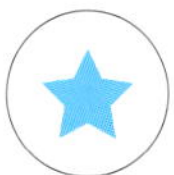 다리를 옆으로 정확히 벌려주고 허리와 등이 수평이 되도록 해주세요.

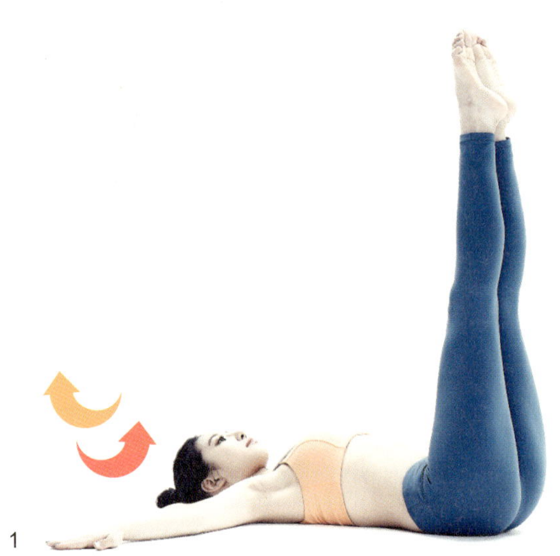

1

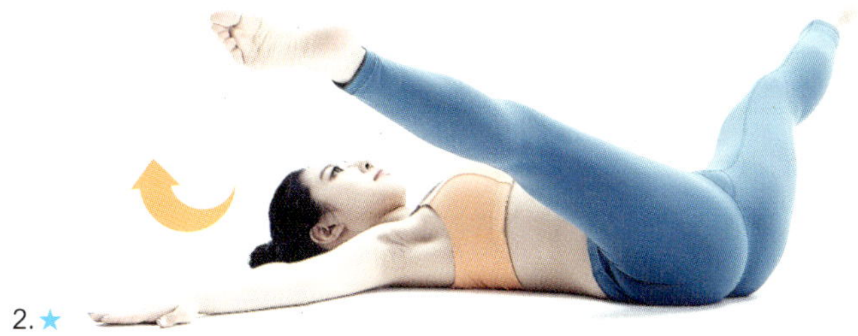

02 누워서 다리 벌리기 자세

1. 편안히 누운 상태에서 양 팔을 옆으로 어깨와 수평이 되게 뻗고 숨을 들이마십니다. 숨을 내쉬며 상체와 직각을 이루도록 다리를 들어 올립니다. 이때 두 다리는 일직선으로 붙이고 발끝은 팽팽하게 펴줍니다. 다시 숨을 들이마십니다.
2. 숨을 내쉬며 다리를 넓게 벌렸다 돌아옵니다. 동작을 20회 3~5세트 반복합니다.

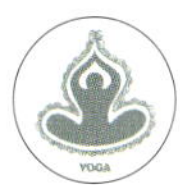

허벅지 안쪽과 엉덩이 안쪽 근육을 강화하는 자세입니다.

다리를 옆으로 정확히 벌려주고 허리가 바닥에서 뜨지 않도록 주의해 주세요.

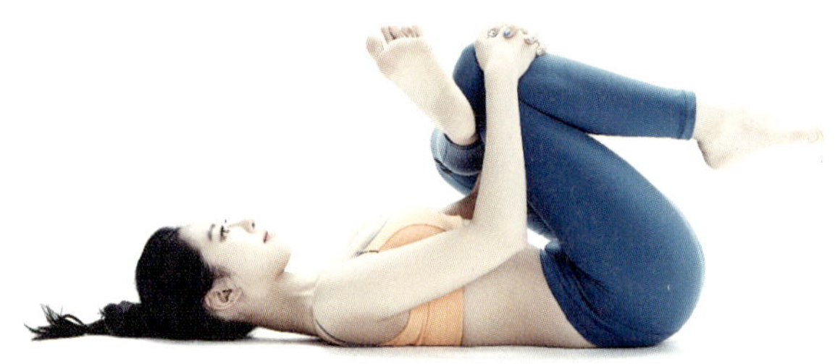

03 골반 스트레칭 자세 1

등을 바닥에 대고 편안히 누운 자세에서 오른쪽 무릎을 세우고 그 위에 왼쪽 발목을 올린 다음 두 손으로 무릎을 감싸서 몸 쪽으로 지그시 눌러 줍니다. 이때 허리가 뜨지 않도록 주의합니다. 동작을 30~60초 유지한 후 반대쪽도 반복합니다.

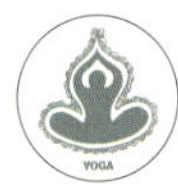
골반 아래쪽 근육인 이상근을 스트레칭하는 데 좋은 자세로 골반이 유연해집니다.

무릎을 가슴 쪽으로 당길 때 엉덩이가 바닥에서 들리지 않도록 주의하세요.

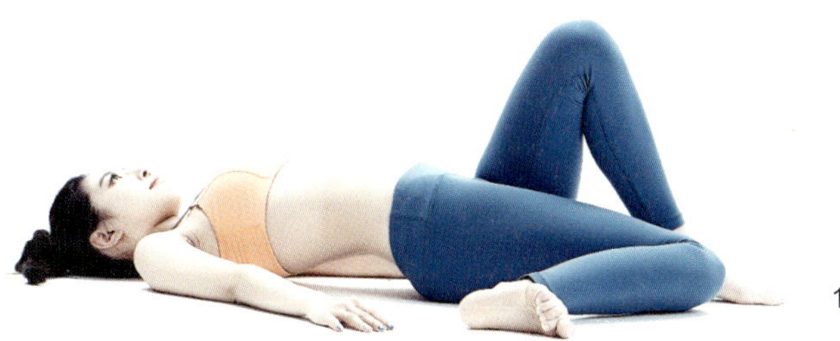

1

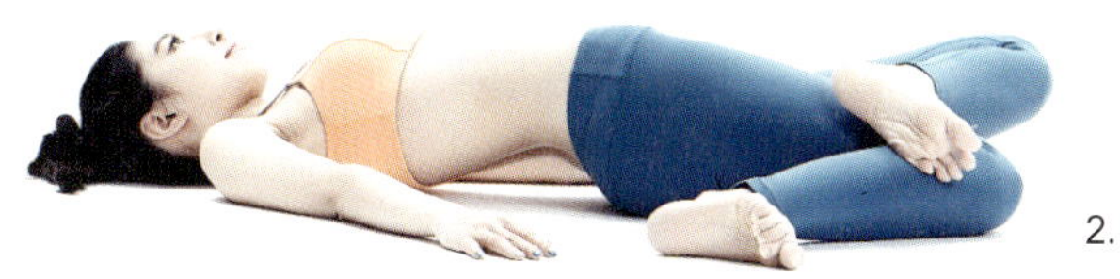

2.★

04 골반 스트레칭 자세 2

1. 등을 바닥에 대고 누운 자세에서 왼쪽 무릎은 세우고 오른쪽 무릎은 안쪽으로 눌러줍니다.
2. 왼쪽 발목을 오른쪽 무릎 위에 올리고. 지그시 눌러 줍니다. 동작을 30~60초 유지한 후 반대쪽도 반복합니다.

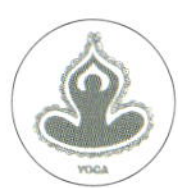

골반과 고관절의 스트레칭에 좋은 자세로 골반이 유연해지고 혈액순환이 잘됩니다.

다리를 눌러줄 때 어깨가 긴장되지 않도록 해주세요.

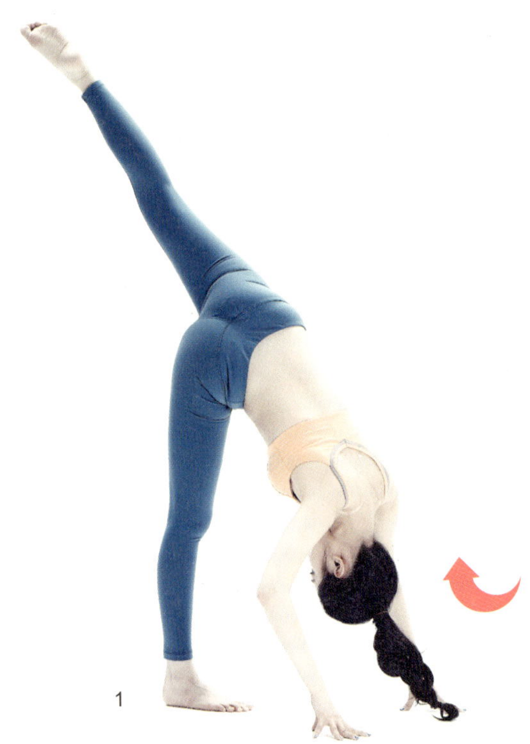

1

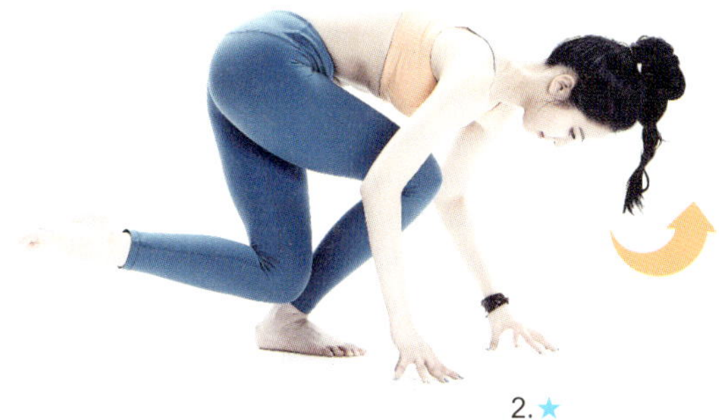

2. ★

05 변형된 스쿼트 자세 3

1. 다리를 곧게 편 상태에서 허리를 굽혀 손은 바닥을 짚고 숨을 들이마시며 왼쪽 발을 뒤로 높이 들어 올립니다.
2. 숨을 내쉬며 무릎을 굽히고 들어 올린 왼쪽 발을 오른쪽 다리의 바깥쪽 방향으로 넘깁니다. 이때 무릎이 바닥 가까이 닿도록 합니다. 반대쪽까지 각각 10회씩 3세트 반복합니다.

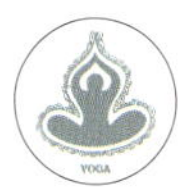

다리를 스트레칭하는 자세로 골반을 열고 모으는 데 도움이 됩니다.

이 동작을 할 때는 손끝의 힘을 이용하기보다 다리의 힘을 이용하도록 해보세요.

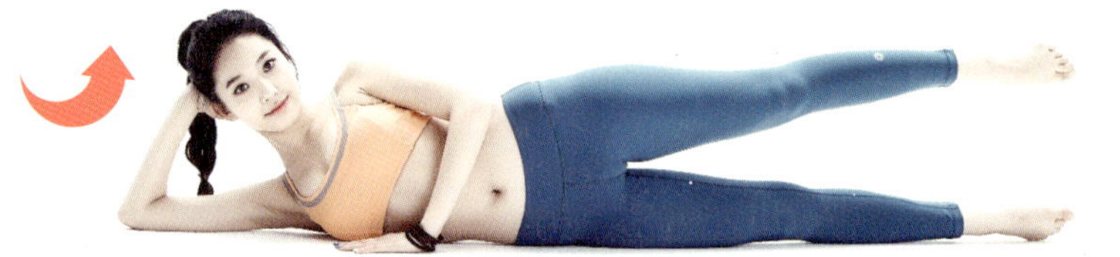

1

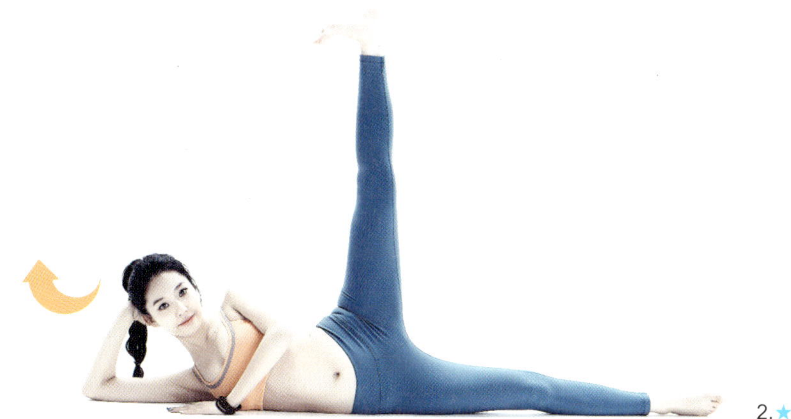

06 사이드 킥 자세

1. 오른손으로 머리를 받치고 옆으로 누운 후, 숨을 들이마시며 왼쪽 다리를 30센티미터 정도 띄워 올립니다.
2. 숨을 내쉬며 왼쪽 다리를 발꿈치까지 천장을 향하도록 들어 올립니다. 반대쪽까지 각각 15회씩 3세트 반복합니다.

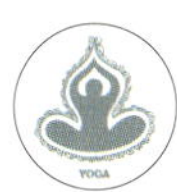

다리 라인과 골반 라인을 정리하는 자세입니다.

옆으로 누웠을 때 엉덩이가 뒤로 빠지지 않도록 하고 발끝부터 팔꿈치까지 일직선이 되도록 해주세요.

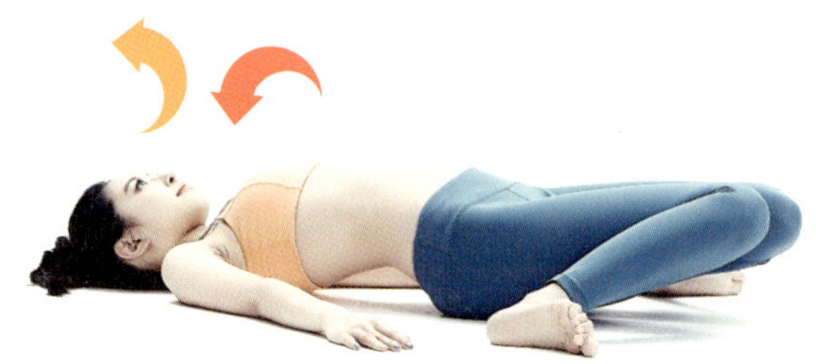

07 골반 모아 주기 자세

두 발을 골반보다 넓게 벌려 무릎을 안쪽으로 모아 준 후, 숨을 들이마십니다. 내쉬는 호흡에
두 무릎을 바닥쪽으로 눌러주며 30~60초 유지합니다. 동작을 2~3회 반복합니다.

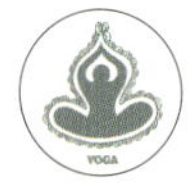
골반과 고관절의 스트레칭에 좋은 자세로 골반이 유연해지고 혈액순환이 잘됩니다.

허리가 바닥에서 조금 들리지만 너무 많이 꺾이지 않도록 주의해 주세요.

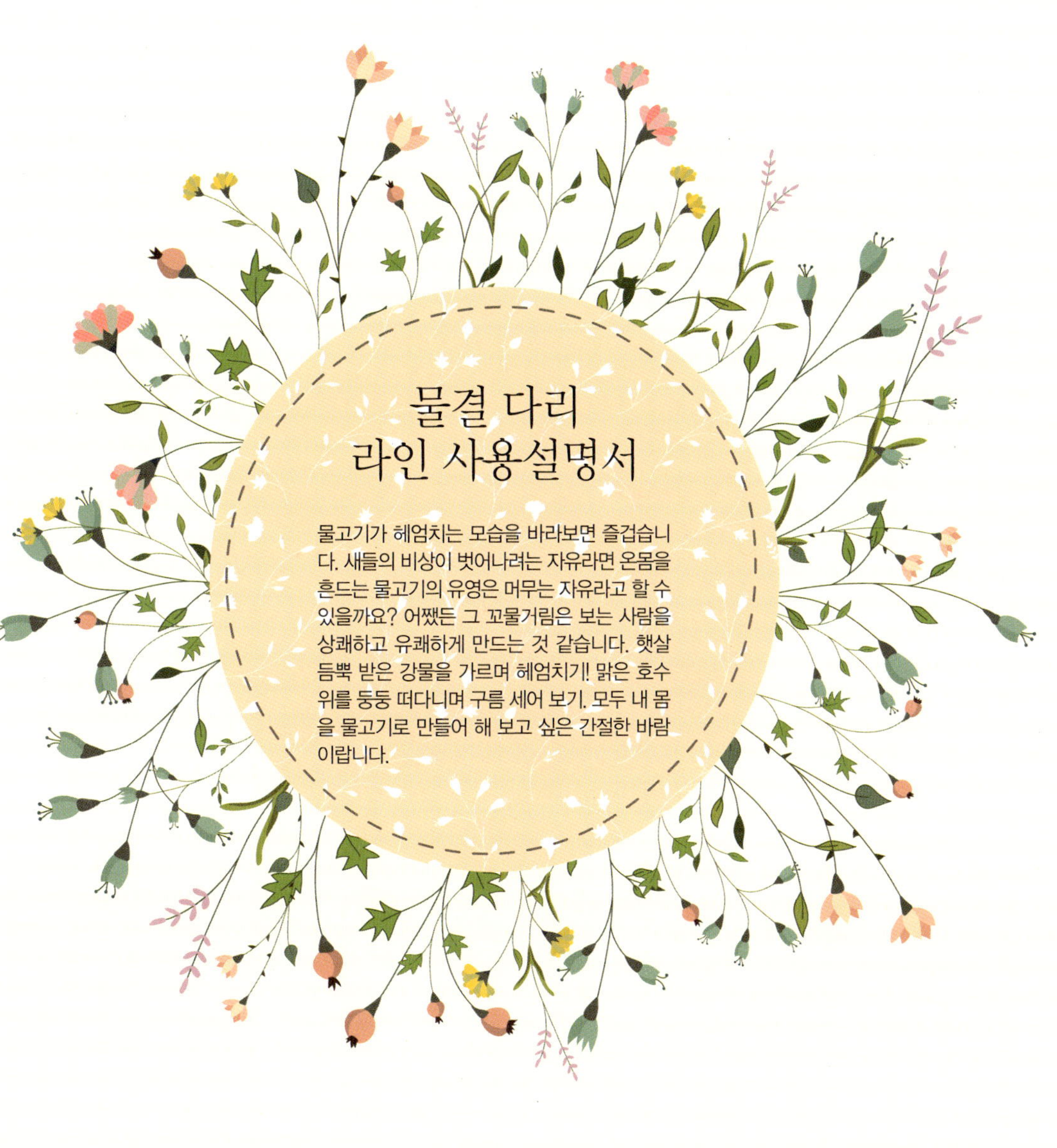

물결 다리
라인 사용설명서

물고기가 헤엄치는 모습을 바라보면 즐겁습니다. 새들의 비상이 벗어나려는 자유라면 온몸을 흔드는 물고기의 유영은 머무는 자유라고 할 수 있을까요? 어쨌든 그 꼬물거림은 보는 사람을 상쾌하고 유쾌하게 만드는 것 같습니다. 햇살 듬뿍 받은 강물을 가르며 헤엄치기! 맑은 호수 위를 둥둥 떠다니며 구름 세어 보기. 모두 내 몸을 물고기로 만들어 해 보고 싶은 간절한 바람이랍니다.

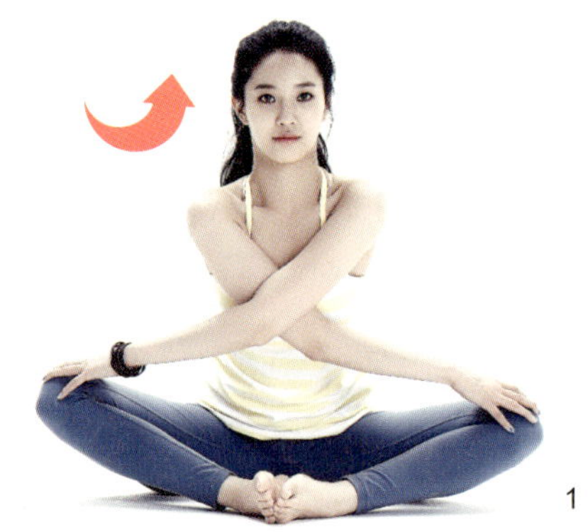

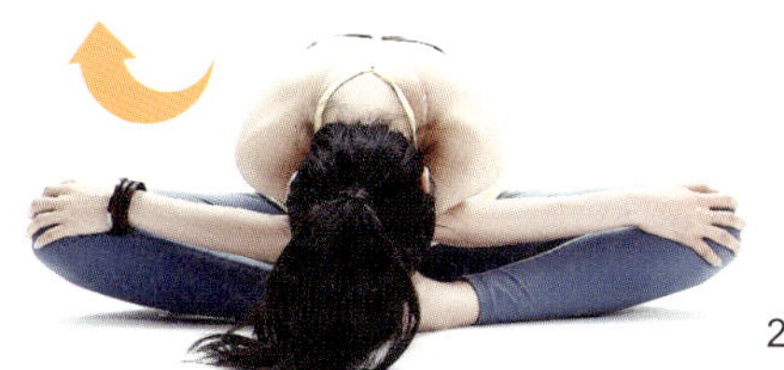

01 변형된 나비 자세

1. 발바닥을 모아 몸 가까이 당긴 다음 양손을 교차하여 무릎을 잡습니다. 숨을 들이마십니다.
2. 숨을 내쉬며 상체를 숙여 천천히 아랫배가 다리와 가까워지도록 합니다. 30~60초 호흡한 후 앞의 자세로 돌아옵니다.

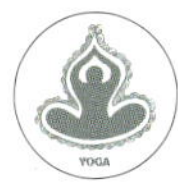

고관절을 열고 다리와 팔의 유연성을 기르며 마음이 안정되는 자세입니다.

손으로 무릎을 꽉 잡아주고 상체가 아래로 내려갔을 때 등은 둥글게 말아 주세요.

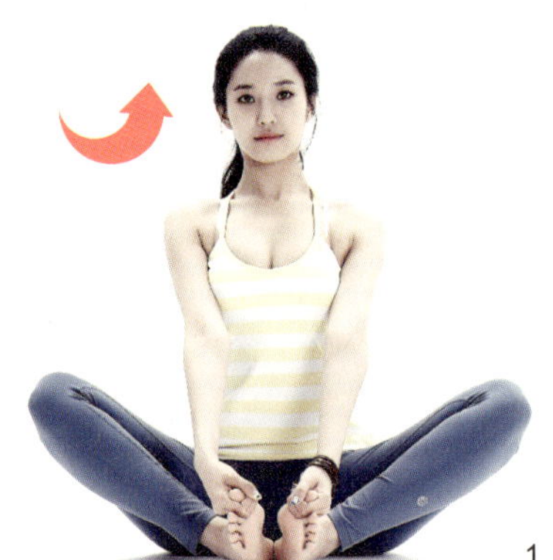

1

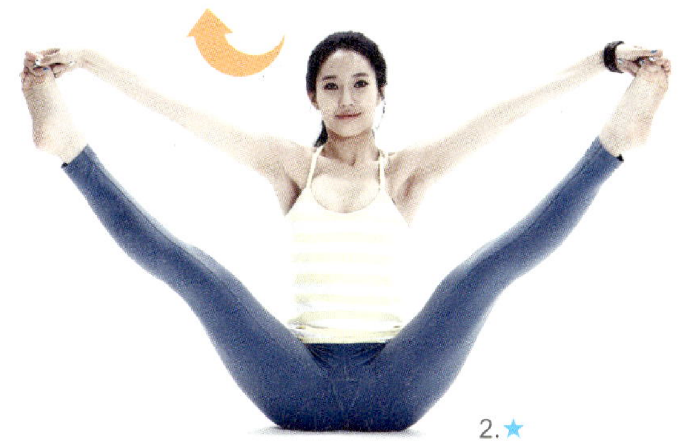

02 위를 향한 박쥐 자세

1. 발바닥을 모아 허리를 펴고 앉습니다. 두 번째 손가락으로 엄지발가락에 고리를 걸어 잡습니다. 숨을 들이마십니다.
2. 몸의 중심을 꼬리뼈 쪽으로 옮겨 숨을 내쉬며 천천히 다리를 펴고 들어 올립니다. 30~60초 자세를 유지한 후 앞의 자세로 돌아옵니다. 이때 허벅지를 가슴 쪽으로 당긴다는 느낌으로 자세를 유지하고 상체를 약간 뒤로 젖힙니다.

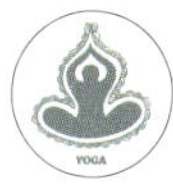

다리 뒤쪽 라인을 스트레칭하고 복부 아래쪽의 균형 감각을 키우는 자세입니다.

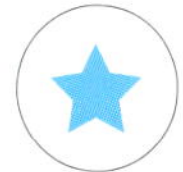

어깨가 위로 올라가지 않도록 하고 척추를 바르게 세워 주세요.

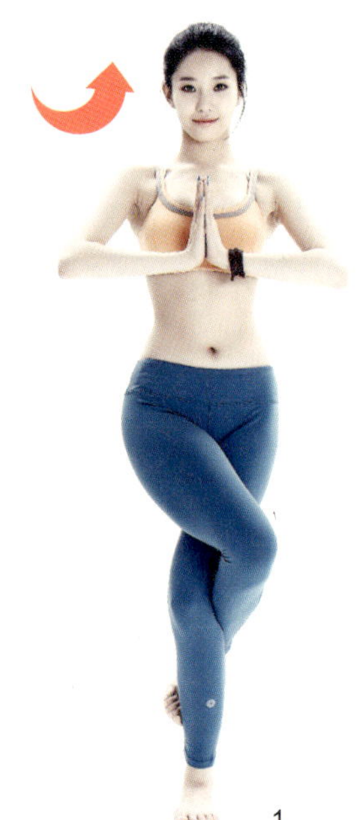

1

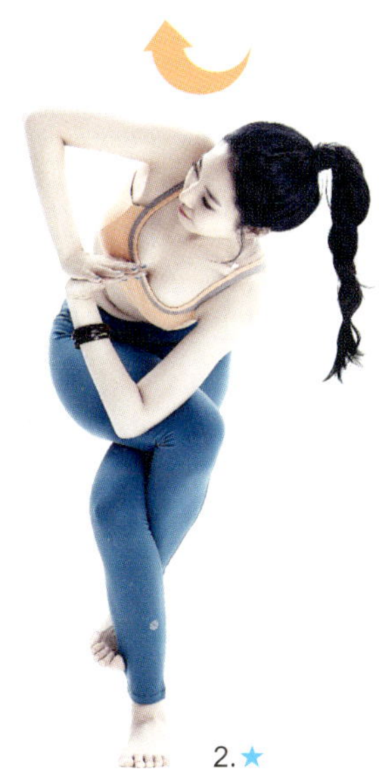

2. ⭐

03 변형된 독수리 자세

1. 허리를 펴고 바로 서서 오른발을 들어 왼쪽 다리에 두 번 감고 합장합니다. 숨을 들이마십니다.
2. 숨을 내쉬며 오른쪽 팔꿈치로 무릎을 밀어 상체를 비틀어 줍니다. 동작을 30~60초 유지한 후 반대쪽도 반복합니다.

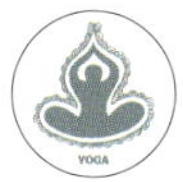 상체의 혈액순환을 돕고 균형 감각을 기르는 자세입니다. 다리의 부기를 빼는 데도 효과적이랍니다.

 상체를 숙여 비틀어줄 때 골반이 한쪽으로 돌아가지 않도록 주의해 주세요.

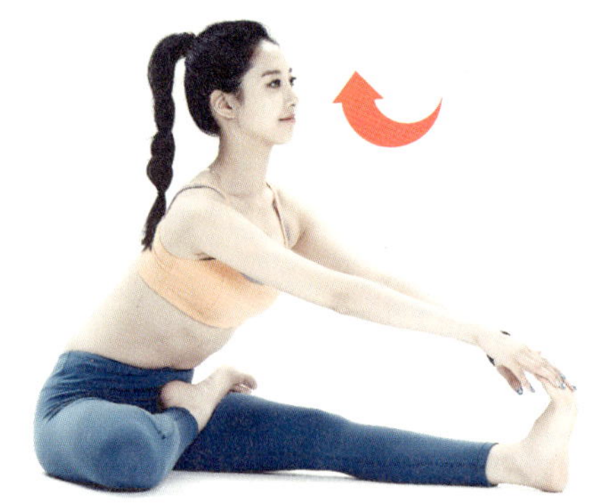

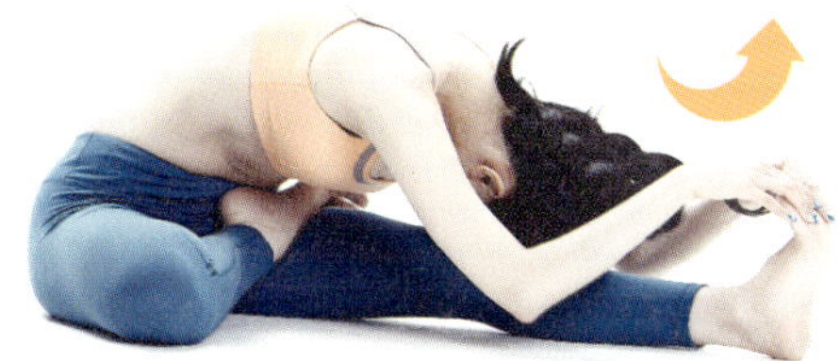

04 반으로 접힌 연꽃 전굴 자세 1

1. 앉은 자세에서 한쪽 다리는 뻗고 다른 쪽 다리는 무릎은 접어 발등이 반대쪽 허벅지 위로 오게 합니다. 두 손은 뻗은 발을 잡습니다. 숨을 들이마십니다.
2. 숨을 내쉬며 서서히 상체를 숙입니다. 이때 고관절에서 접어 들어가야 하며 아랫배부터 내려와 이마와 정강이가 가까워지도록 합니다. 동작을 30~60초 유지한 후 반대쪽도 반복합니다.

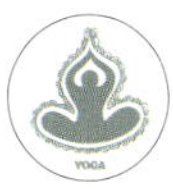 허벅지와 종아리를 스트레칭하여 순환을 돕는 자세로 발목이 유연해집니다.

 상체를 숙일 때 등을 둥글게 만들어서 숙여 주세요.

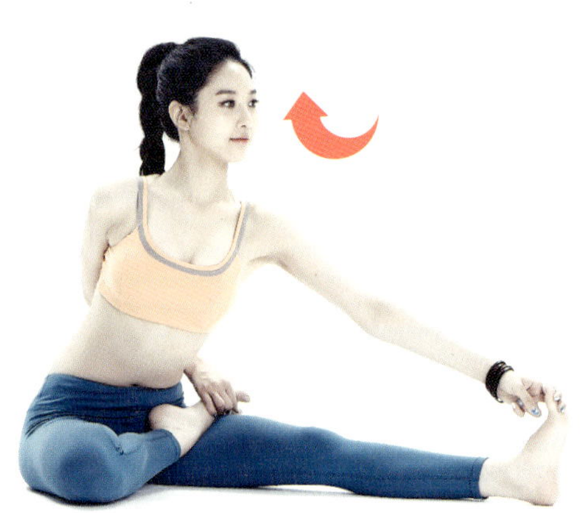

1

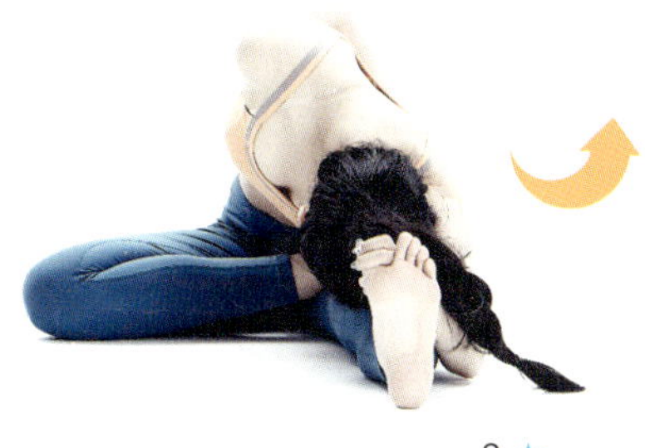

05 반으로 접힌 연꽃 전굴 자세 2

1. 앉은 자세에서 한쪽 다리는 뻗고 다른 쪽 다리는 무릎은 접어 발등이 반대쪽 허벅지 위로
   오게 합니다. 한 손은 뻗은 발을 잡고 다른 손은 등 뒤로 돌려 발등을 잡습니다. 숨을 들이
   마십니다.
2. 숨을 내쉬며 상체를 트위스트해 측면으로 기울여서 머리가 정강이와 가까워지도록 합니다.

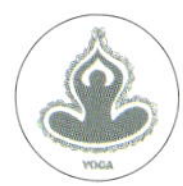

허벅지와 정강이를 스트레칭하는 자세로 복부와 허리의 라인도 정리됩니다.

뒤꿈치를 아랫배 쪽으로 최대한 당겨서 숙여주세요

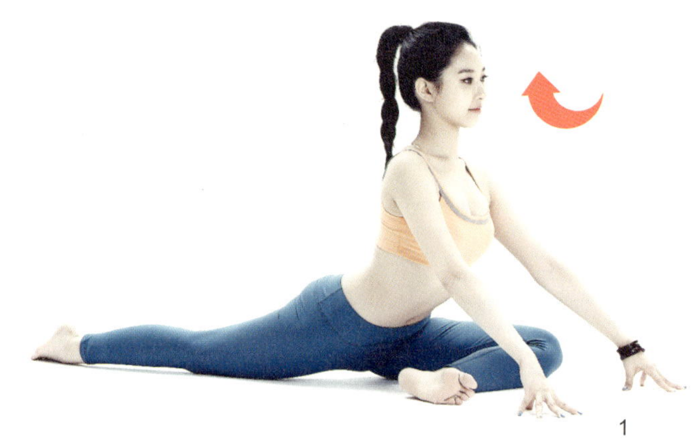

1

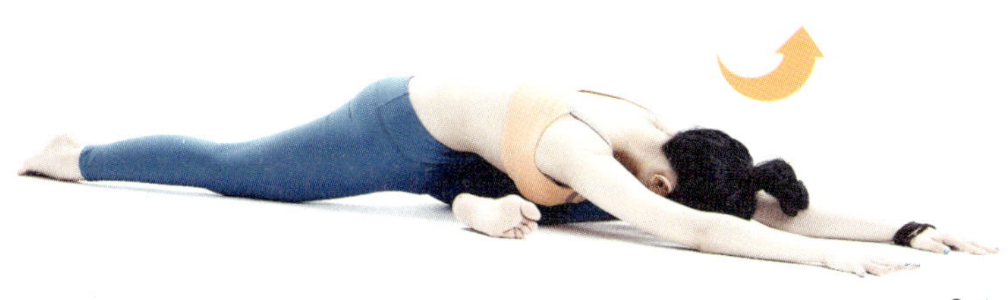

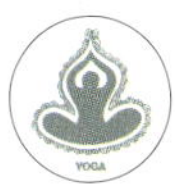

2. ★

06 반 비둘기 자세

1. 두 손으로 바닥을 짚고 한쪽 다리는 뒤로 길게 뻗고 다른 쪽 다리는 무릎을 접어 허벅지가 바닥에 닿도록 합니다. 이때 골반과 다리의 정렬이 비틀어 지지 않게 잘 맞추고 숨을 들이 마십니다.
2. 숨을 내쉬며 팔을 앞으로 밀어 상체를 전부 내립니다. 동작을 30~60초 유지한 후 반대쪽 도 반복합니다.

골반과 허벅지, 고관절의 유연성을 기르는 자세로 하체 전체를 자극해 부기가 완화됩니다.

오른쪽 골반이 많이 들리지 않도록 주의하세요.

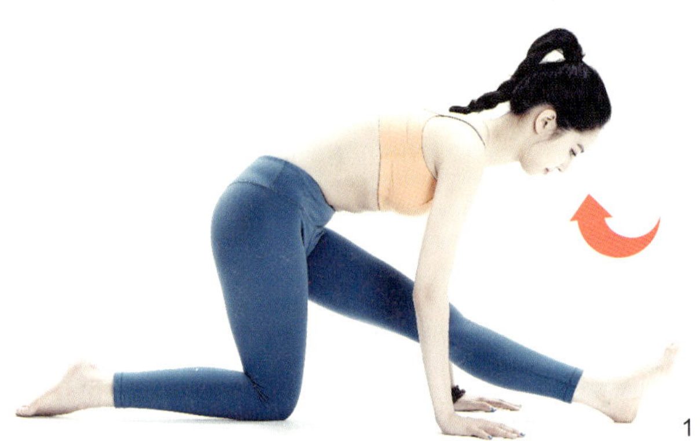

1

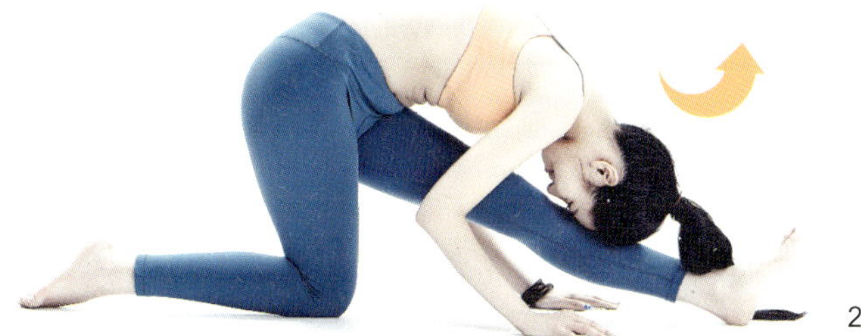

07 하프 원숭이 자세

1. 한쪽 다리는 무릎과 골반이 직각이 되도록 하며 다른 쪽 다리는 앞으로 뻗어 줍니다. 두 손은 뻗은 다리의 무릎 옆 바닥을 짚고 시선은 아래로 향합니다. 골반이 틀어지지 않게 잘 맞추고 숨을 들이마십니다.
2. 숨을 내쉬며 상체를 숙이는데 머리가 다리에 닿도록 합니다. 동작을 30~60초 유지한 후 반대쪽도 반복합니다.

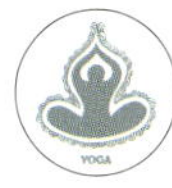
원숭이 자세를 완성하기 위한 준비 동작입니다. 허벅지 뒤쪽에 강한 스트레칭 효과를 줍니다.

무릎과 골반이 직각이 되도록 하며 골반이 돌아가지 않도록 해주세요.

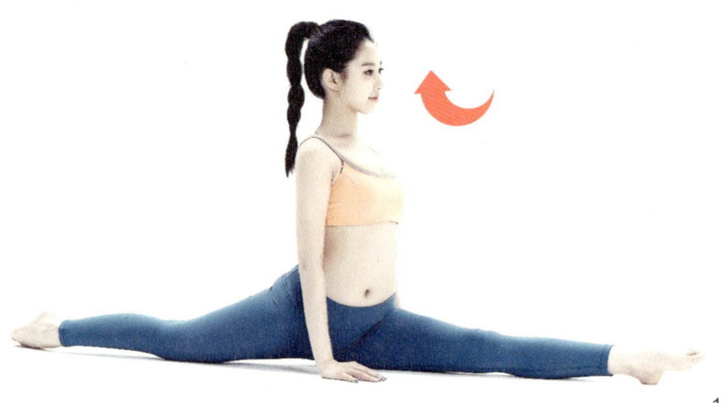

1

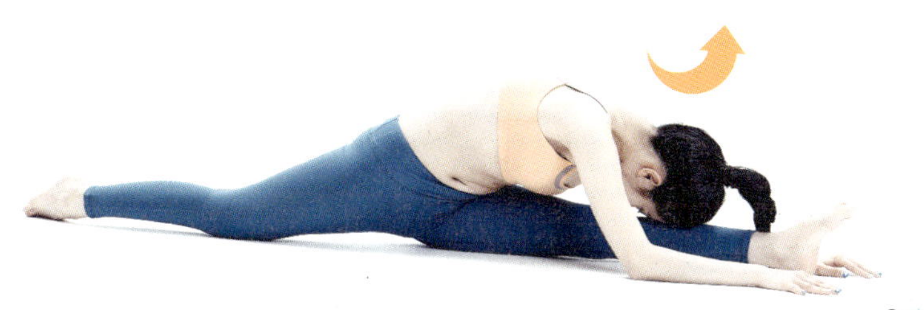

08 원숭이 자세

1. 하프 원숭이 자세에서 다리가 일직선이 되도록 앞과 뒤로 서서히 뻗어 줍니다. 발끝은 앞
   으로 뻗고 골반이 비틀어지지 않게 하며 시선은 정면을 향합니다. 숨을 들이마십니다.
2. 숨을 내쉬며 천천히 상체를 숙여 봅니다. 자세를 30~60초 유지한 후 반대쪽도 반복합
   니다.

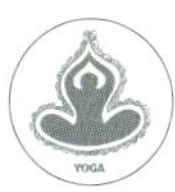 골반과 고관절, 허벅지의 유연성을 기르는 자세로 하체의 순환이 좋아집니다.

 골반이 바깥쪽으로 돌아가지 않도록 주의하세요.

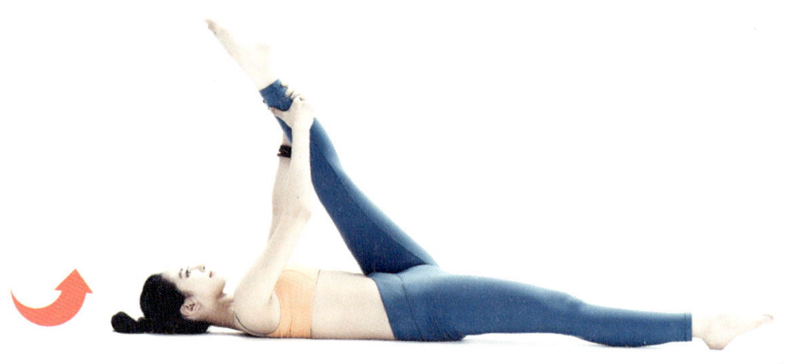

1

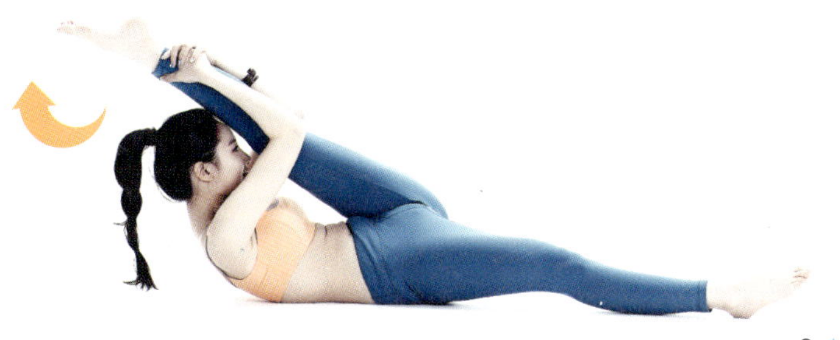

09 누워서 한발 잡고 상체들기 자세

1. 등을 바닥에 대고 누운 후 왼쪽 다리를 들어 올려 두 손으로 종아리를 잡습니다. 이때 어깨와 허리가 바닥에서 뜨지 않도록 주의하고 숨을 들이마십니다.
2. 숨을 내쉬고 어깨와 등을 들면서 다리를 당겨 이마와 닿도록 합니다. 자세를 30~60초 유지한 후 반대쪽도 반복합니다.

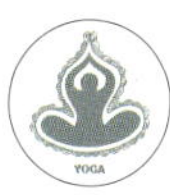
허리에 무리를 주지 않고 하체 전체를 스트레칭하는 자세입니다. 복부의 힘도 강화된답니다.

어깨가 바닥에서 들리도록 해주세요.

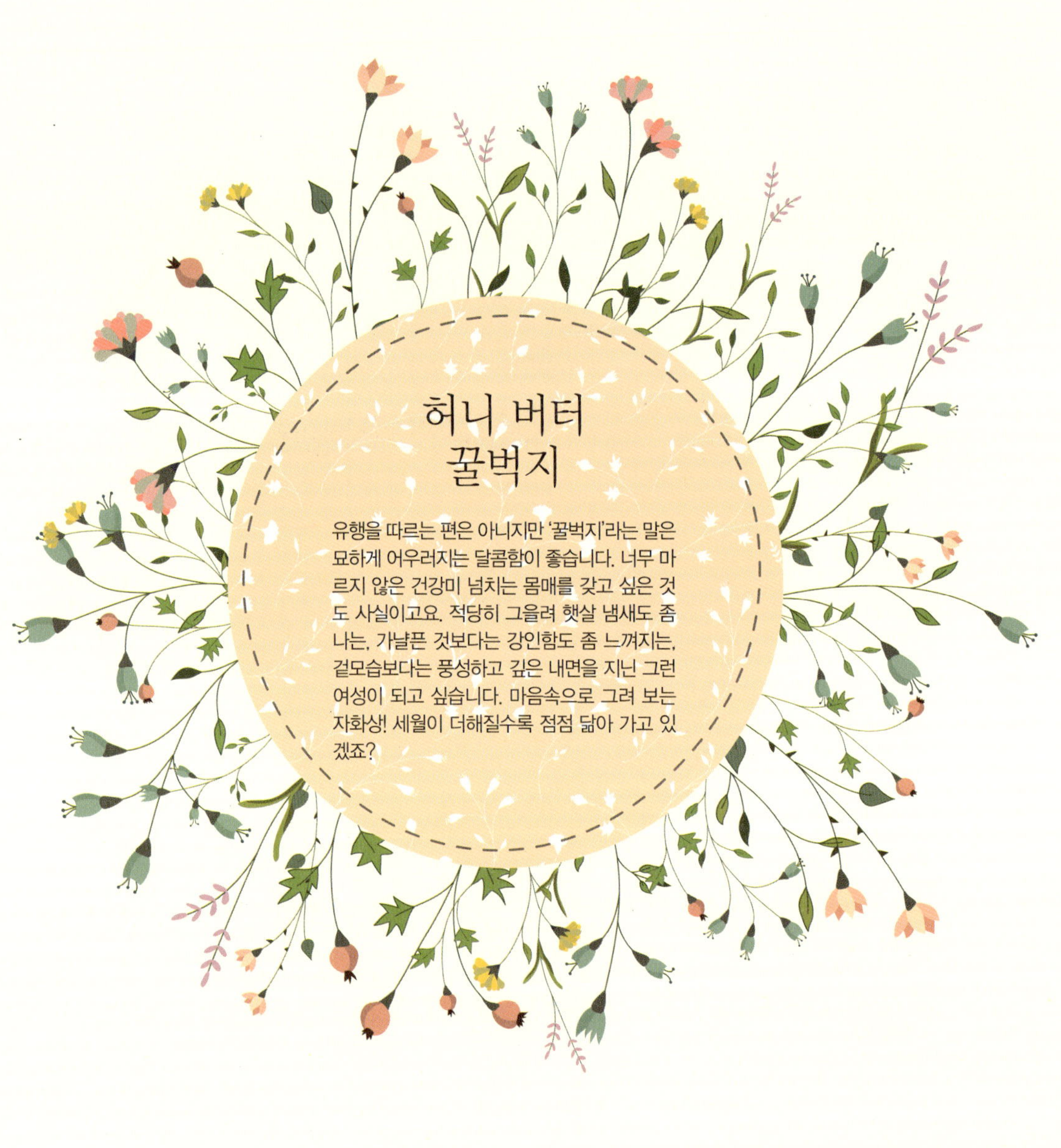

허니 버터
꿀벅지

유행을 따르는 편은 아니지만 '꿀벅지'라는 말은 묘하게 어우러지는 달콤함이 좋습니다. 너무 마르지 않은 건강미 넘치는 몸매를 갖고 싶은 것도 사실이고요. 적당히 그을려 햇살 냄새도 좀 나는, 가냘픈 것보다는 강인함도 좀 느껴지는, 겉모습보다는 풍성하고 깊은 내면을 지닌 그런 여성이 되고 싶습니다. 마음속으로 그려 보는 자화상! 세월이 더해질수록 점점 닮아 가고 있겠죠?

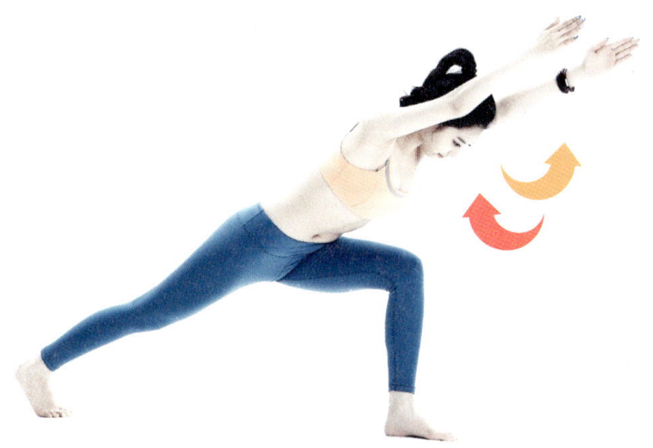

01 변형된 전사 자세

두 팔을 나란히 위로 올리고 선 자세에서 숨을 들이마십니다. 손을 뻗은 채 상체를 60도 정도 숙이며 숨을 내쉬는데 이때 왼쪽 다리는 직각으로 무릎을 굽히고 오른쪽 다리는 허리와 일직선이 되게 뒤로 뻗어야 합니다. 자세를 30~60초 유지하며 반대쪽도 반복합니다.

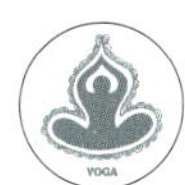

일반 전사 자세보다 하체에 힘이 들어가는 자세로 허벅지의 근육이 발달하고 뒤쪽 엉덩이 라인이 만들어집니다.

무릎을 직각으로 만들어주되 발끝을 넘어가지 않도록 주의해주세요.

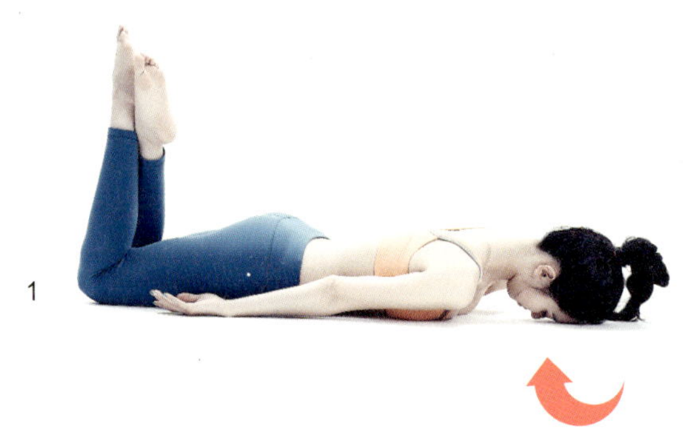

1

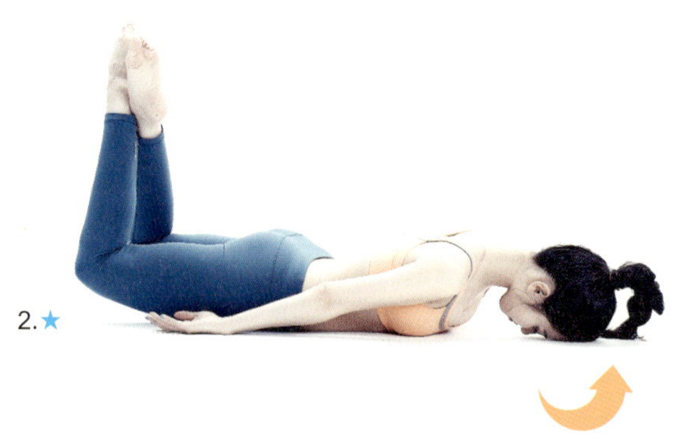

2.★

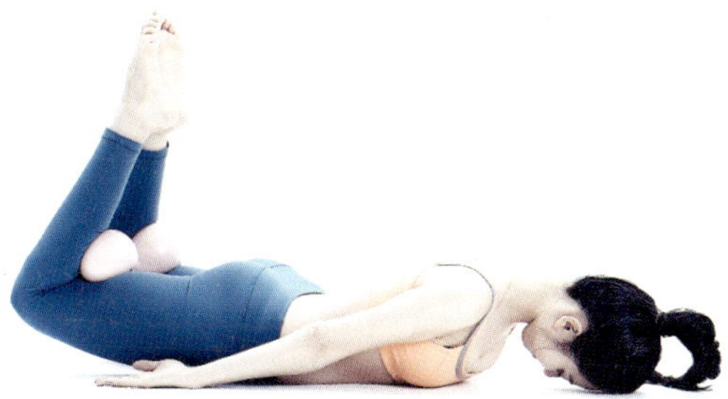

02 변형된 메뚜기 자세 2

1. 이마와 가슴을 바닥에 대고 엎드린 후 숨을 들이마시며 X자로 꼬아 준 발목을 들어 올립니다. 허벅지와 종아리가 직각을 유지해야 하며 두 손은 몸에 붙여 손바닥을 뒤집어 놓습니다.
2. 숨을 내쉬며 직각을 유지한 채 무릎을 들어 올립니다.
3. 무릎 뒤쪽에 웨이트볼을 놓은 후 다리를 들어 올립니다. 15~30초씩 3~5세트 반복합니다.

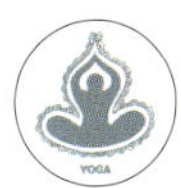

허벅지 뒤쪽과 허리가 튼튼해지며 엉덩이에 탄력이 생기는 동작입니다.

다리를 직각으로 유지하고 뒤꿈치가 엉덩이 쪽으로 기울지 않도록 주의하세요.

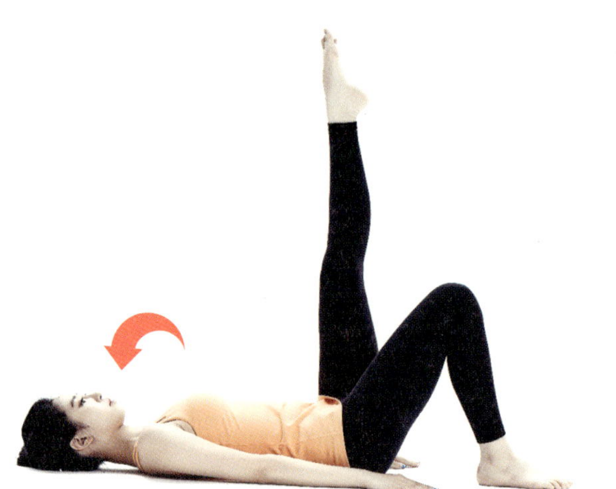

1

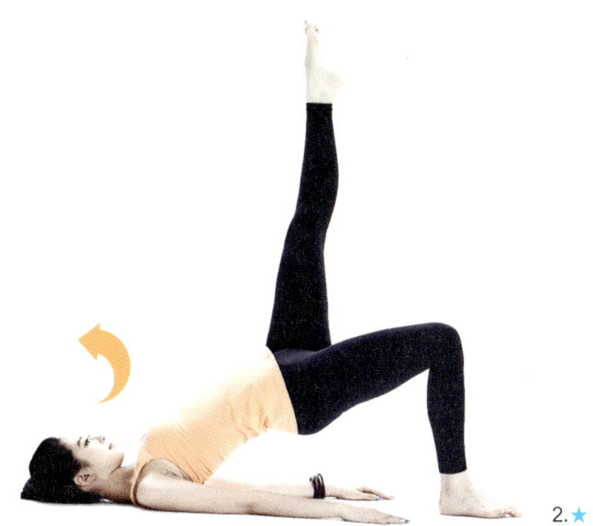

03 골반 올리기 1

1. 무릎을 구부려 등을 바닥에 대로 눕습니다. 숨을 들이마시며 한쪽 발이 바닥과 직각이 되도록 들어 올립니다.
2. 숨을 내쉬며 골반을 높이 들어 올립니다. 같은 동작을 좌우 10회씩 3~5세트씩 반복합니다.

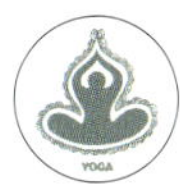

허리를 강화하는 동작으로 다리의 부기가 빠지고 엉덩이와 허벅지에 탄력이 생깁니다.

골반을 들어 올릴 때 위로 들고 있는 다리가 아래로 내려가지 않도록 주의해주세요.

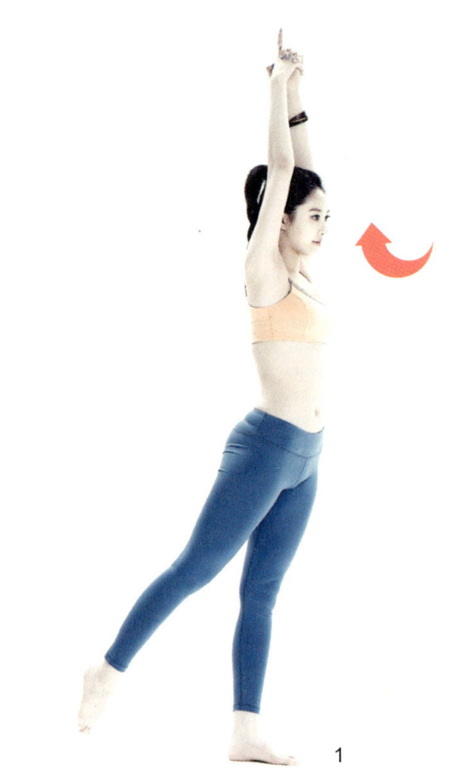

1

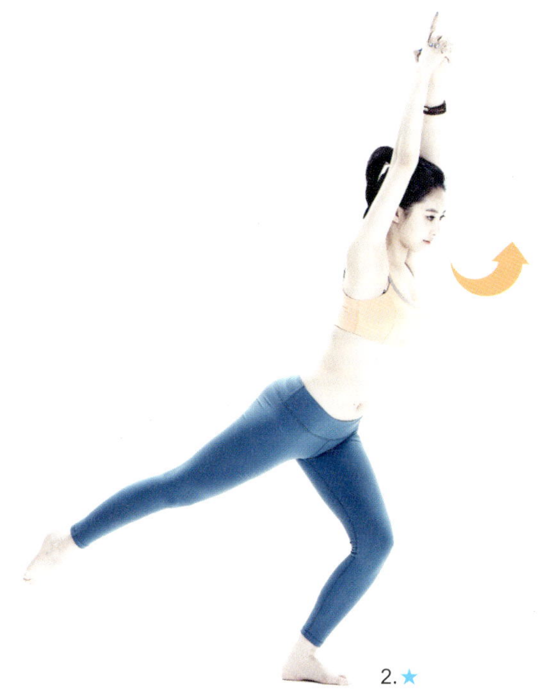

04 한 발 스쿼트 자세

1. 두 손을 머리 위로 뻗고 서서 깍지를 껴 엄지손가락만 폅니다. 오른쪽 다리를 뒤로 들어 발 끝을 뒤쪽으로 당깁니다. 허리를 곧게 펴고 시선을 정면으로 향한 채 숨을 들이마십니다.
2. 숨을 내쉬며 다리를 뒤로 더 높이 뻗으며 왼쪽 무릎을 굽히고 다시 제자리로 돌아옵니다. 반대쪽까지 각 15회씩 3~5세트 반복합니다.

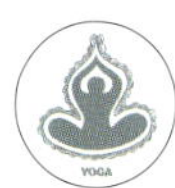

몸의 밸런스를 잡는 자세로 하체 비만을 해결하는 데 효과적입니다.

다리를 뒤로 뻗을 때 허리가 많이 꺾이지 않도록 하고 손끝부터 발끝까지 일직선이 되도록 해 주세요.

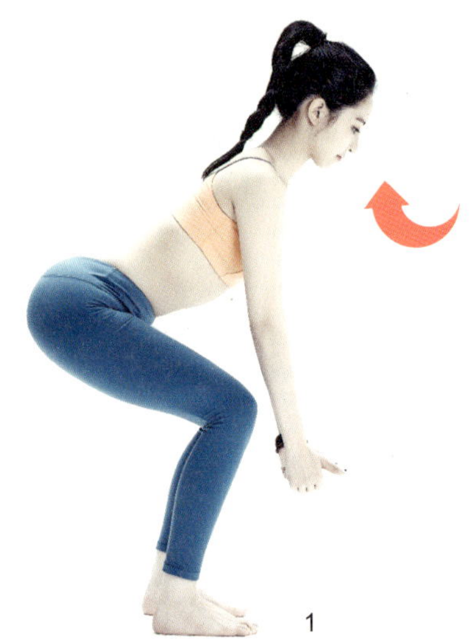

1

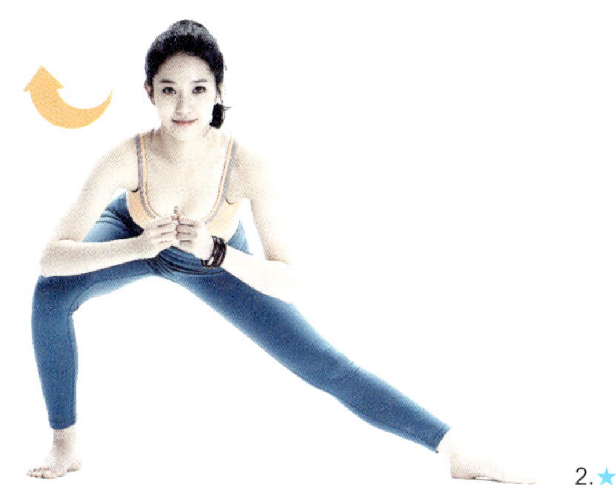

2. ★

05 사이드 스쿼트 자세

1. 팔을 아래로 뻗어 의자에 앉은 모양을 취합니다. 이때 두 손은 주먹을 쥐고 붙이되 엄지손가락만 위로 빼 줍니다. 숨을 들이마십니다.
2. 팔꿈치를 구부려 손을 가슴 쪽으로 향하고 숨을 내쉬며 왼발을 옆으로 뻗습니다. 다시 의자 자세로 돌아와 반대쪽까지 각 10회씩 3~5세트 반복합니다.

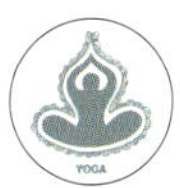 허벅지에 탄력을 만드는 자세로 엉덩이 바깥쪽 근육이 강화됩니다.

 한발을 옆으로 뻗을 때 상체가 한쪽으로 치우치지 않도록 해주세요.

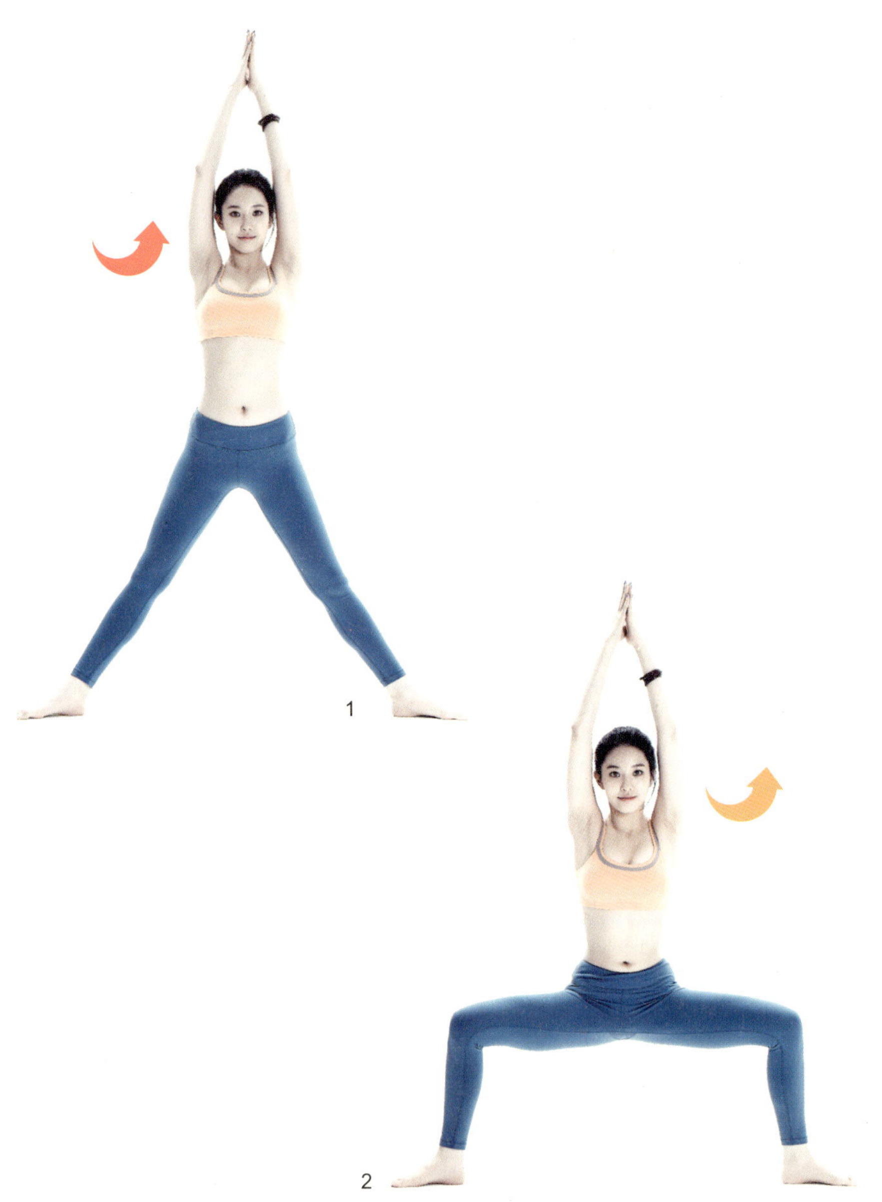

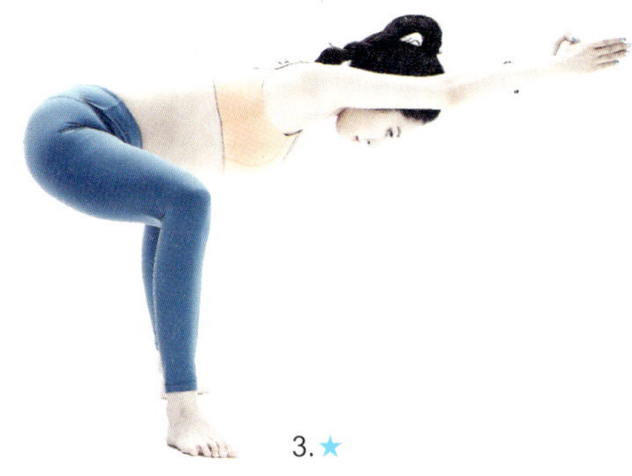

3. ★

06 와이드 스쿼트 자세 2

1. 두 발을 어깨의 한 배 반에서 두 배 정도 벌리고 발끝은 60~90도 벌리고 섭니다. 두 손
   은 합장하여 머리 위로 높이 올리고 척추를 곧게 편 후 숨을 들이마십니다.
2. 숨을 내쉬며 골반을 무릎 높이까지 내려 줍니다.
3. 상체를 90도로 숙여 좀 더 깊이 내려옵니다. 동작을 30~60초 유지합니다.

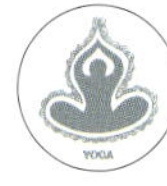 골반을 여는 동작으로 허벅지 안쪽 근육이 발달해 엉덩이 라인이 만들어집니다.

 골반과 무릎이 일직선이 되도록 해주세요.

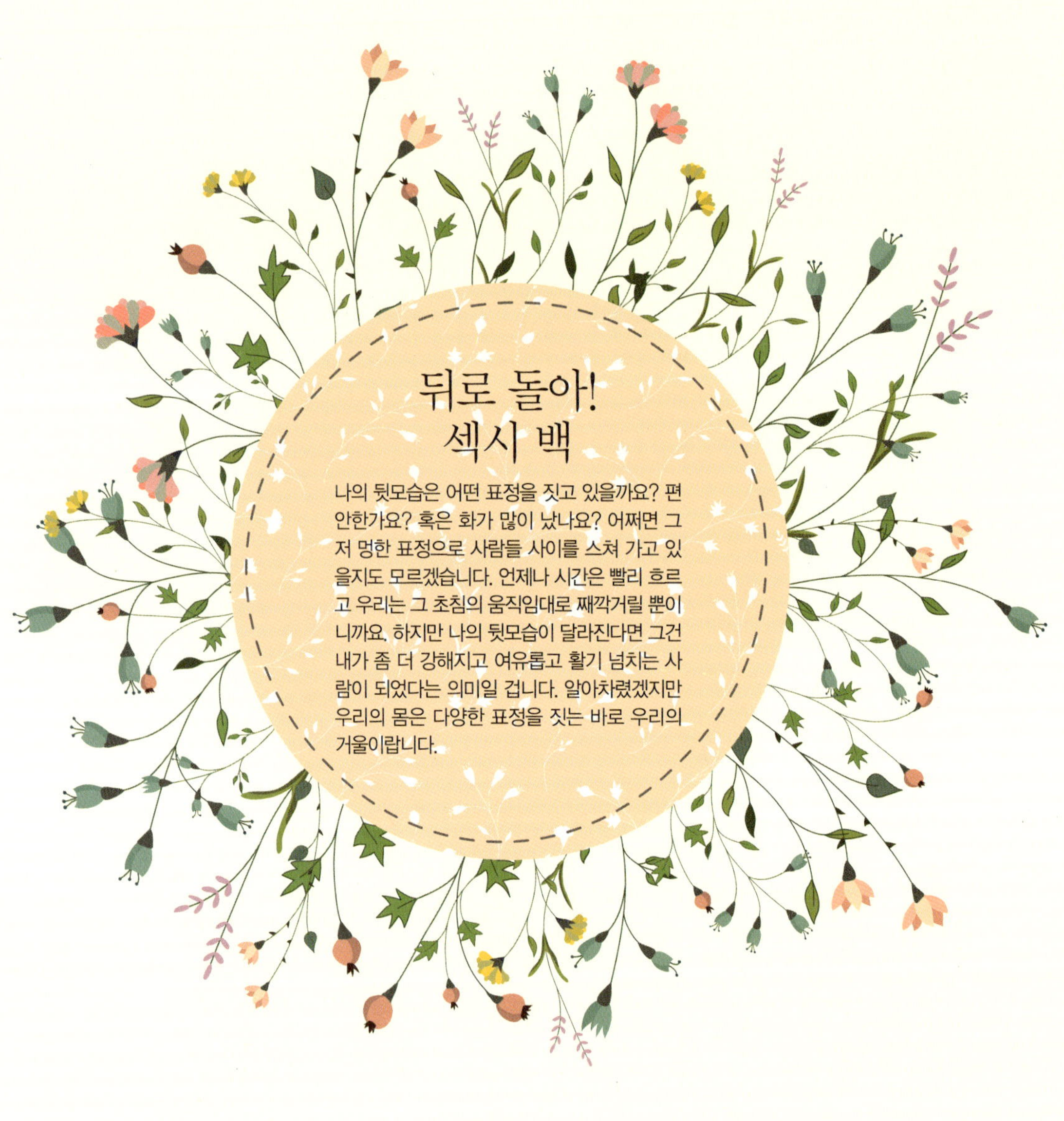
뒤로 돌아!
섹시 백

나의 뒷모습은 어떤 표정을 짓고 있을까요? 편
안한가요? 혹은 화가 많이 났나요? 어쩌면 그
저 멍한 표정으로 사람들 사이를 스쳐 가고 있
을지도 모르겠습니다. 언제나 시간은 빨리 흐르
고 우리는 그 초침의 움직임대로 째깍거릴 뿐이
니까요. 하지만 나의 뒷모습이 달라진다면 그건
내가 좀 더 강해지고 여유롭고 활기 넘치는 사
람이 되었다는 의미일 겁니다. 알아차렸겠지만
우리의 몸은 다양한 표정을 짓는 바로 우리의
거울이랍니다.

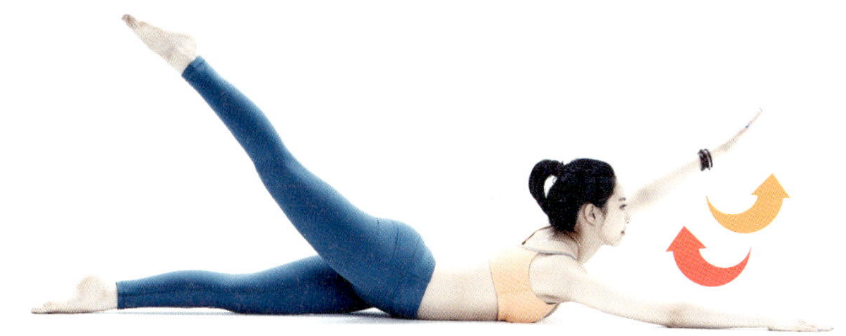

01 변형된 메뚜기 자세 3

가슴을 바닥에 대고 엎드린 후 두 다리와 손을 쭉 뻗고 숨을 들이마십니다. 숨을 내쉬며 왼손과 오른쪽 다리를 들어 올립니다. 동작을 30초 정도 유지한 후 반대쪽도 반복합니다.

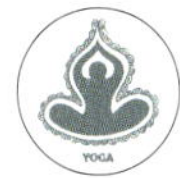

골반의 균형을 맞춰 주는 자세입니다. 등과 다리 뒤쪽의 대각선 라인에 자극을 주어 등 근육 도 정리되고 힙업에도 도움이 된답니다.

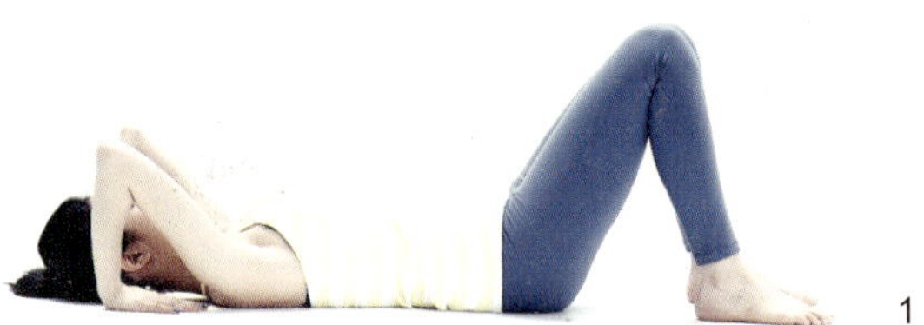

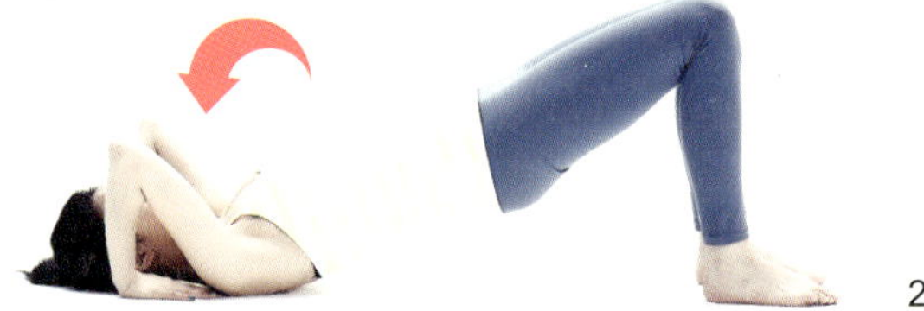

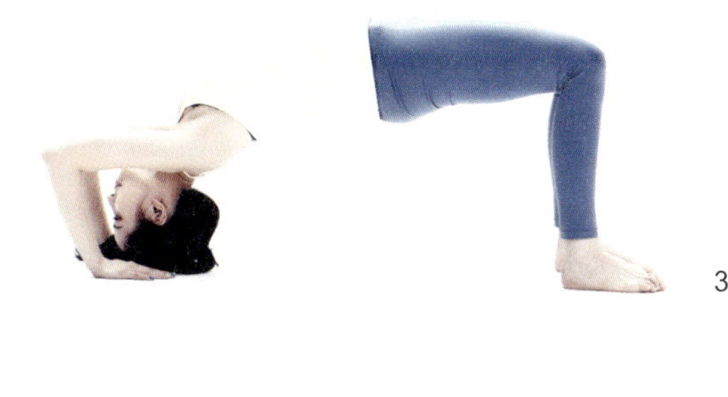

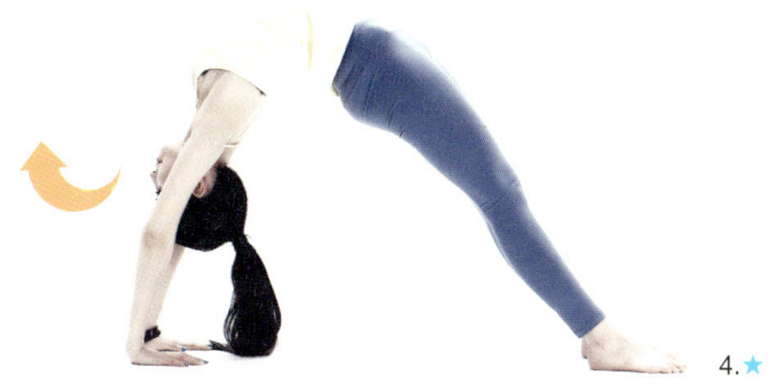

02 위를 향한 활 자세

1. 무릎을 세우고 바르게 눕습니다. 이때 두 팔은 뒤로 꺾어 귀 옆에 두고 손바닥으로 바닥을 짚습니다.
2. 숨을 들이마시며 천천히 골반을 들어 올립니다.
3. 정수리를 바닥에 대면서 상체까지 들어 올려 봅니다.
4. 가능하다면 두 팔을 쫙 펴고 상체를 끝까지 들어 올려 몸 전체를 아치 모양으로 만들어 봅니다. 숨을 내쉬며 정수리부터 내려옵니다. 15~30초 3~5세트 반복합니다.

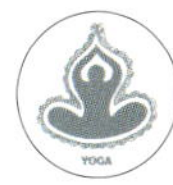 위를 향한 활 자세는 팔과 다리의 힘이 튼튼해지고 등과 하체로 이어지는 뒤쪽 라인이 예뻐지는 효과가 있습니다. 가슴을 팽팽하게 여는 자세이기도 해서 몸 앞쪽 라인까지 스트레칭됩니다.

 팔은 어깨넓이를 유지하고 다리는 골반너비를 유지해 주세요.

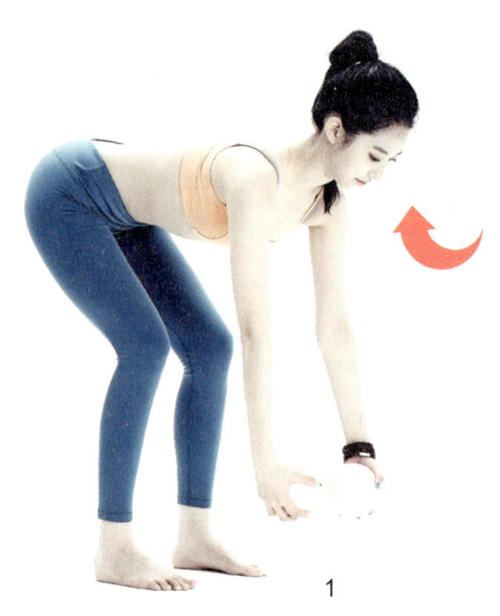

1

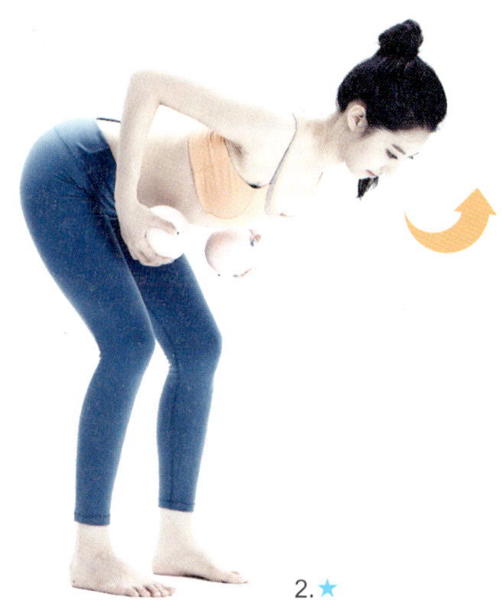

03 등 강화 자세 2

1. 앞의 자세에서 무릎을 약간 굽혀 웨이트볼을 잡고 숨을 들이마십니다.
2. 숨을 내쉬며 팔꿈치를 등 뒤로 최대한 당겨 줍니다. 동작을 10회씩 3~5세트 반복합니다.

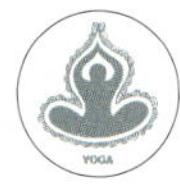

삼각근과 어깨, 등 근육 강화에 좋은 자세입니다.

팔꿈치를 뒤로 당길 때 되도록 팔꿈치를 옆구리 가까이 붙이면서 동작을 해주세요.

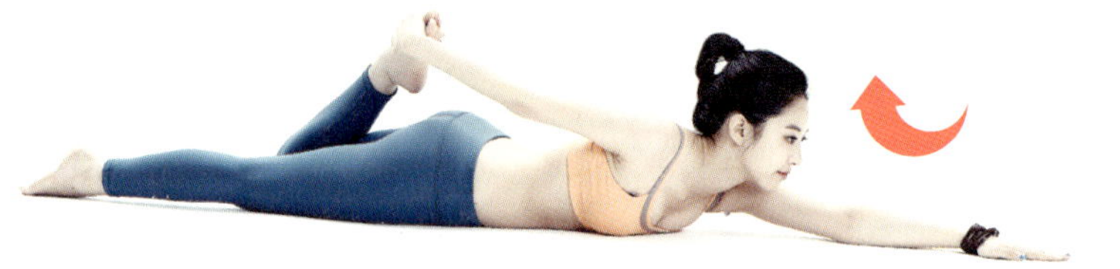

1

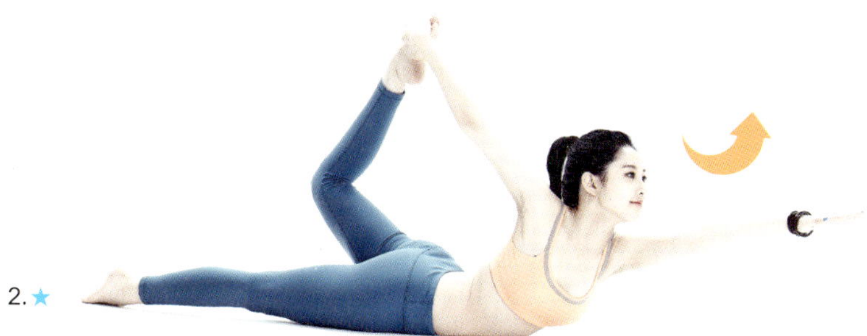

04 변형된 활 자세 2

1. 가슴을 바닥에 대고 엎드린 자세에서 오른손은 왼쪽 발등을 잡고 왼손은 앞으로 뻗어 바닥을 짚은 채 숨을 들이마십니다.
2. 숨을 내쉬며 왼쪽 다리를 위로 밀며 들어 올리고 자연스레 상체도 올립니다. 동작을 30~60초 유지한 후 반대쪽도 반복합니다.

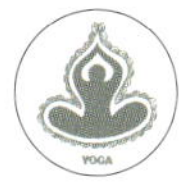 허벅지와 등 근육이 강화되고 척추가 유연해지는 동작입니다.

 오른손으로 잡고 있는 발을 최대한 뒤로 멀리 밀어 주세요.

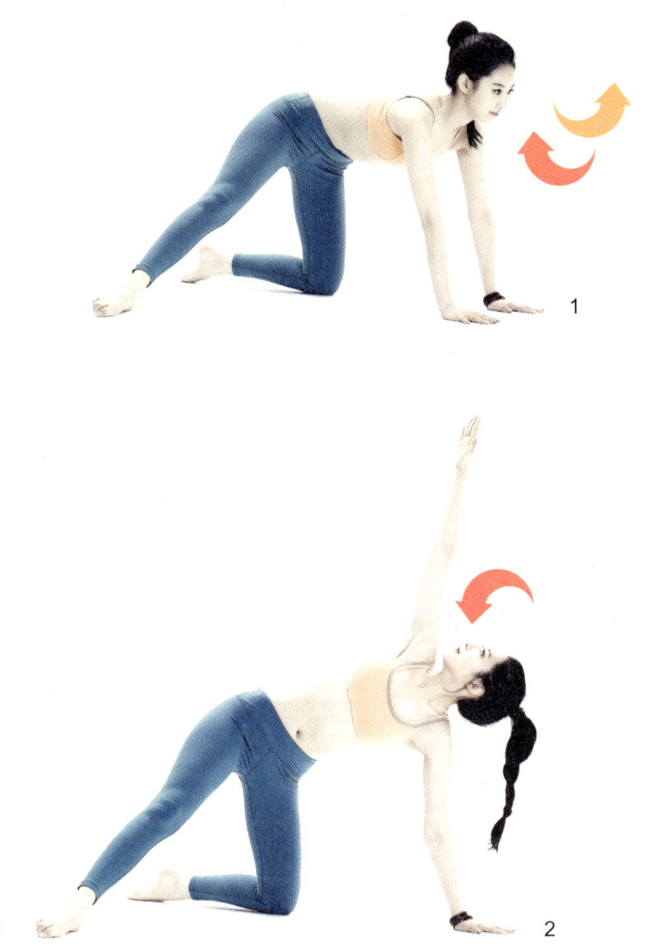

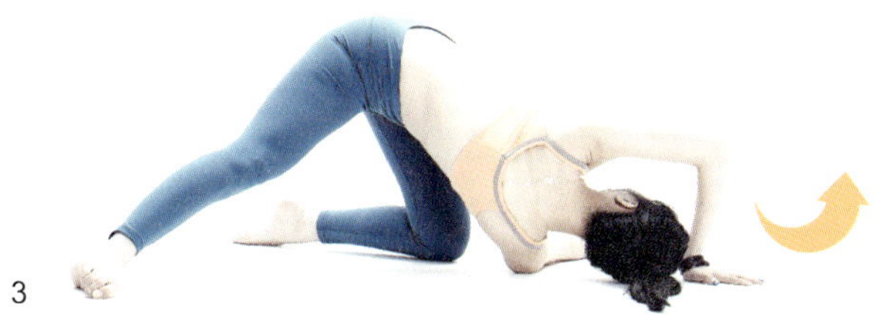

3

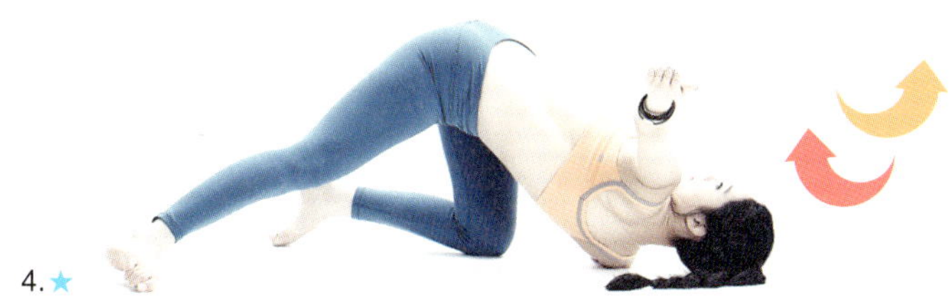

4. ⭐

05 변형된 트위스트 자세

1. 무릎을 구부려 엉덩이를 들고 두 팔은 뻗어 바닥을 짚는 고양이 자세에서 숨을 들이마신 후 오른발을 바깥쪽으로 뻗으며 숨을 내쉽니다.
2. 다시 숨을 들이마시며 오른손을 천장으로 높이 들어 올리고 시선도 천장을 향합니다.
3. 숨을 내쉬며 오른손과 오른쪽 어깨를 반대쪽 방향으로 깊이 넣어 줍니다.
4. 이때 바닥을 짚은 왼손을 높이 들어 최대한 뒤로 넘겨 봅니다. 자세를 30~60초 유지하며 호흡합니다.

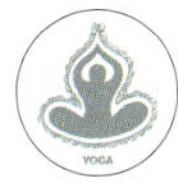 척추 전체를 스트레칭하는 동작으로 어깨의 유연성을 길러 줍니다.

 위쪽 어깨보다는 바닥에 닿은 어깨를 더 비틀어 주세요.

어느새 요가돌(?)이 된 다혜야.
몸도 마음도 건강한
너의 비밀 노트가 많은 이들에게
사랑받길 진심으로 바랄게!
−혜연이가−

자나 깨나 함께 있는 베스티 멤버들,
혜연 언니, 유지 언니, 막내 해령이 없었다면
저는 이 자리에 없었을 거예요.
힘들 때나 우울할 때, 즐거울 때도 기쁠 때도
언제나 함께 하는 우리! 많은 것을 나누고
공유하며 지금의 시간들을 헤쳐 나가는
우리의 소중한 인연이 참 감사하다는 말을,
새삼스럽지만 전해 봅니다.

다혜야, 아쉽게도
사진 촬영 때는 함께 못 했지만
마음속으로 많이 응원했어.
컴백 준비로 바쁜데도 아주 근사한
도전을 했구나. 너의 첫 번째
책 출간을 진심으로 축하해!
−유지가−

요가를 하면서 점점 더 멋져지고
건강해진 언니의 모습이 참 보기 좋아.
앞으로도 쭉 그렇겠지? 언제나 열심히! 꾸준히!
우리 베스티도 그렇게 오랜 시간
함께 했으면 좋겠어.
책 출간 정말 축하해!
−해령이가−

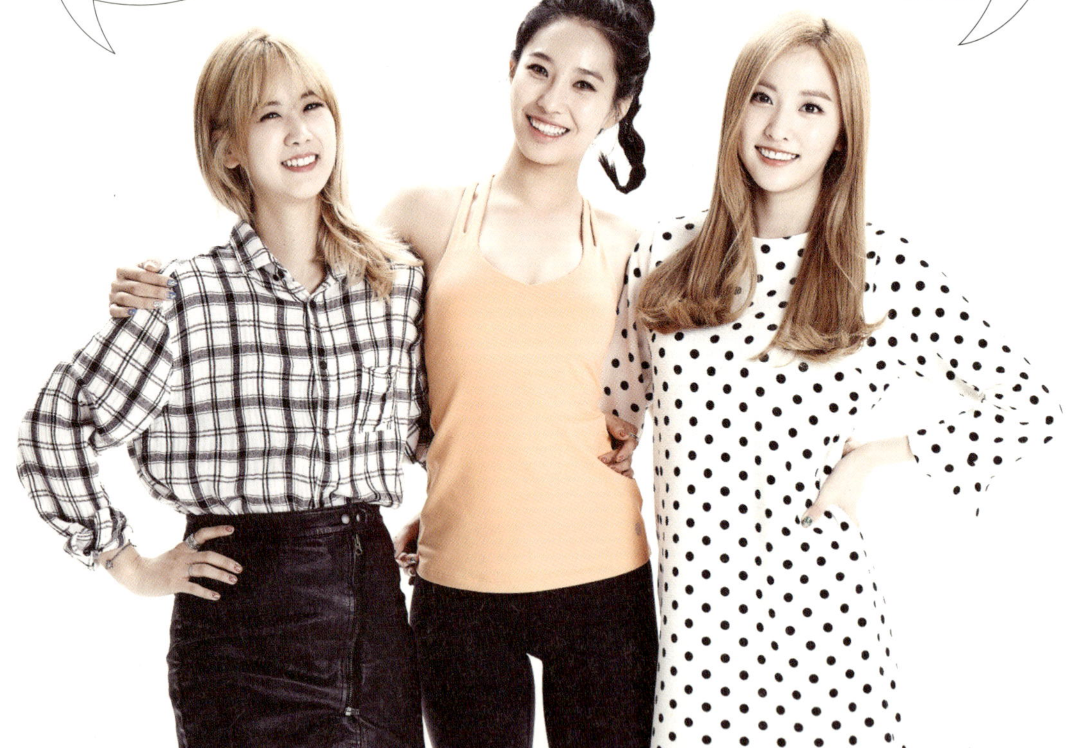

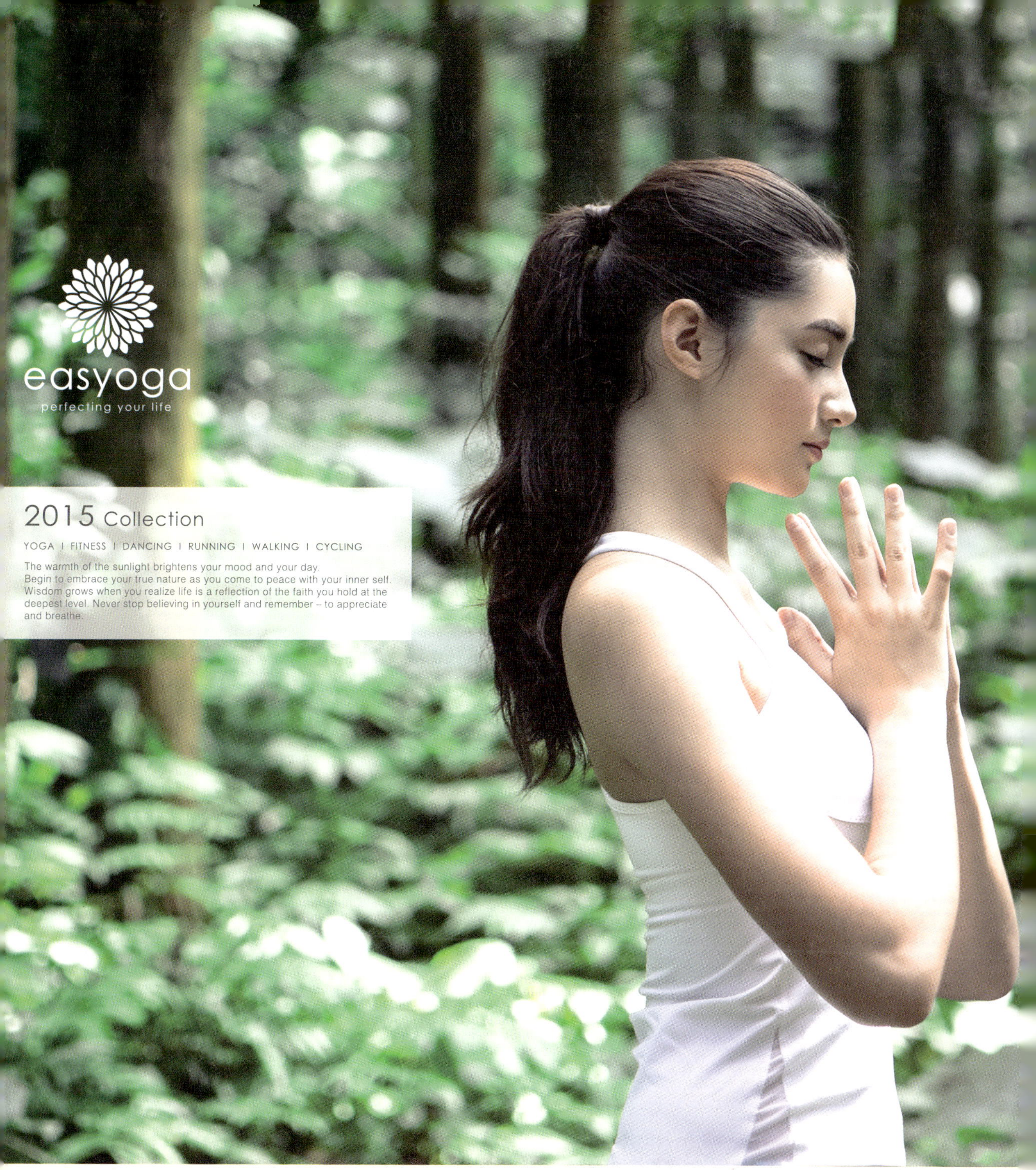

easyoga
perfecting your life

2015 Collection

YOGA | FITNESS | DANCING | RUNNING | WALKING | CYCLING
The warmth of the sunlight brightens your mood and your day.
Begin to embrace your true nature as you come to peace with your inner self.
Wisdom grows when you realize life is a reflection of the faith you hold at the
deepest level. Never stop believing in yourself and remember – to appreciate
and breathe.

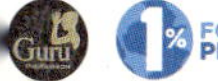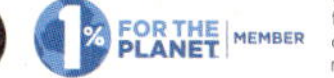
1% FOR THE PLANET | MEMBER

The environmental challenges we face today are enormous. Pooling our resources
together is one way to help overcome these challenges. easyoga is taking assertive
action on sustainability in order to be part of the solution by donating 1% of our annual
revenue to 1% For the Planet.
www.onepercentfortheplanet.org

easyoga®   www.easyoga.com

authorized by GREENVOGUE ENTERPRISE LTD.
© 2015 GREENVOGUE ENTERPRISE LTD. all rights reserved.
mail : info@greenvogue.com